肩关节痛
没那么简单

王 蕾 主编

科学出版社

北京

内 容 简 介

本书通俗易懂地描绘肩关节常见疾病，如冻结肩、肩袖损伤、肩关节不稳等的病因、发病特点、临床表现及常见诊治方法，对肩关节的解剖生物力学等基础知识作了简单的介绍，并围绕这些常见肩关节疾病，阐述详细的康复训练方法。本书提供科学的肩关节功能评估方法，使读者能够尽早地进行相应的预防和保健。

本书可供肩关节疾病患者及其家属、经常运动的人群阅读参考，也可供相关医护人员、康复训练师等参考借鉴。

图书在版编目（CIP）数据

肩关节痛，没那么简单 / 王蕾主编 . —北京：科学出版社，2016.7
ISBN 978 - 7 - 03 - 049501 - 3

Ⅰ.①肩⋯ Ⅱ.①王⋯ Ⅲ.①肩关节－关节疾病－诊疗 Ⅳ.①R684

中国版本图书馆CIP数据核字（2016）第179383号

责任编辑：朱　灵
责任印制：谭宏宇 / 封面设计：殷　靓

科学出版社 出版

北京东黄城根北街16号
邮政编码：100717
http://www.sciencep.com

苏州越洋印刷有限公司印刷
科学出版社出版　各地新华书店经销
*

2017年1月第　一　版　开本：B5（720×1000）
2017年1月第一次印刷　印张：5 3/4
字数：82 000

定价：25.00

如有印装质量问题，我社负责调换

《肩关节痛，没那么简单》编写委员会

主　　编：王　蕾

副 主 编：谢　青　庄澄宇　牛传欣　叶庭均

特邀专家：陈世益

编委会成员（按姓氏笔画数排列）：

王　蕾（上海市瑞金医院骨科）

牛传欣（上海市瑞金医院康复科）

叶庭均（上海市瑞金医院骨科）

庄澄宇（上海市瑞金医院骨科）

孙　昕（上海市瑞金医院康复科）

张　宏（上海市瑞金医院康复科）

陈世益（上海市华山医院运动医学科）

罗　涛（上海市公共卫生临床中心骨科）

赵　晨（上海市瑞金医院骨科）

崔立军（上海市瑞金医院康复科）

商培洋（上海市普陀区中心医院骨科）

谢　青（上海市瑞金医院康复科）

虞　佩（上海市瑞金医院骨科）

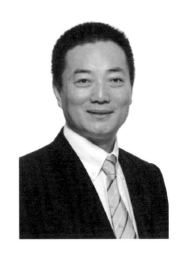

主编简介

  王蕾 教授，主任医师，医学博士，硕士生导师，致力于肩关节外科及四肢长干骨及关节内复杂损伤的研究，擅长四肢关节创伤和肩关节疾患的诊治。曾赴美国、澳大利亚、瑞士进行专项交流。现任上海交通大学医学院附属瑞金医院骨科行政副主任、创伤组及运动创伤组主任，上海交通大学附属瑞金医院美国辛迪思公司肩肘创伤培训中心主任，兼任中华医学会骨科分会全国委员、中华医学会运动医疗分会全国委员、中华医学会骨科分会创伤骨科学组委员、中华医学会创伤分会骨与关节损伤学组委员、中华医师协会肩肘工作委员会副主任委员、中华医学会上海分会骨科委员会秘书、中华医学会上海分会运动医学专科委员会副主任委员、中华医学会上海分会骨科委员会创伤学组副组长、AO国际内固定协会讲师团成员、中国肩肘协作组常委、美国OTA国际会员、《中国骨与关节杂志》常务编委、中华肩肘外科杂志副主编、中华创伤骨科杂志编委、国际骨科学杂志常务编委。

主要作者简介

谢青　上海交通大学医学院附属瑞金医院康复医学科主任，医学硕士、主任医师、硕士生导师。1990~1991年WHO康复医师培训班第2期学员，曾在香港Margaret Trench Hospital，美国Weill Cornell Medical College New York-Presbyterian Hospital康复医学科及UTHealth Science Center TIRR 康复医院研修临床康复。在神经系统疾病与骨科系统疾病的康复方面有丰富的临床经验。尤其在脑卒中、脊髓损伤、颈椎病康复方面经验丰富。2015年获"上海市康复医学优秀学科带头人"称号。现任中华医学会物理医学与康复学分会委员、中国医师学会康复医师分会骨科康复专委常委、上海市医学会物理医学与康复学专委会后任主任委员、中国研究型医院学会冲击波医学专业委员会副主任委员。承担多项国家级、上海市课题。

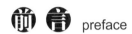 preface

　　对于天天埋头在门急诊和手术台上的医生来说，最喜欢的是空余时间看看专业的杂志，和同行讨论讨论目前的热点问题。但是随着工龄逐渐地增加，我越来越意识到，如何与患者沟通，如何让患者了解他们自身的疾病，如何给患者一个渠道来获得正确的治疗，如何教患者进行科学的康复训练，变得尤为重要。

　　"肩痛就是肩周炎"这个观念在老百姓中由来已久，可是从一个专业医生的角度来看，"肩痛"并没有那么简单，就像"肚子痛"一样，虽然表现相同，但是疾病的实质是不一样的。它可以包括冻结肩，肩袖损伤，肩关节不稳定甚至也可能是颈椎病引起的。针对不同的疾病，也有不同的康复方法，所以其中有许多理解上的误区需要拨乱反正。

　　"让一群专业的医生来用大实话写一本给患者看的书"，我们这群人有了这样一个新点子。可是，真正写起来却不是那么容易，我们通过在平时工作中，患者最关心的问题入手，把本书分为"专家有话讲"，"我想问"和"深度阅读"这三个篇章，从多角度来讲解、分析疾病的产生，演变，治疗以及康复的知识，采用图文并茂的形式，来达到让大家"看得懂，记得住，用的来"的效果。

　　您可不要小看这本科普的小册子，它可是上海各大著名医院专家教授的合力之作。主编是上海市瑞金医院骨科的王蕾教授，是全国著名的肩关节专家。其次还有上海市瑞金医院康复医学科谢青教授、上海市华山医院陈世益教授等上海滩的各路精英，可以说肩关节疾病方面的顶级专家都参与进来了。

　　希望大家在阅读此书后，能初步了解肩关节的相关知识，在自己对疾病认识和治疗方面，提供一些帮助或参考。希望您会喜欢这本手册，同时也希望能为我们提些宝贵的意见！

目 录 contents

前言

01. 专家有话说

02. 我 想 问

03. **认识肩关节**

01

专家有话说

◎ 结合疾病，讲一讲人体最灵活的关节

◎ 奥运冠军们的守护天使提醒：运动损伤
不容忽视

◎ 谢青谈肩关节康复

结合疾病，讲一讲人体最灵活的关节

长期以来，直立行走被认为是人类出现的标志之一，人类的上肢得到了"解放"，主要是手的应用，以灵活型为主。上肢的肩关节、肘关节和腕关节以及多样化的连接方式，都是为了保证充分发挥手的功能，完成各种复杂多变的运动。

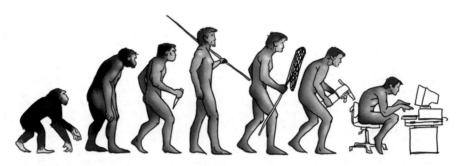

人类的出现—直立行走

其中，肩关节属于球-窝关节，使得手在以上肢全长为半径的球形面上，得以充分活动。因而，肩关节可谓是人体最灵活的关节。然而，正是由于肩关节的灵活性高，因此当其出现问题时，也会带来一系列的不便。接下来和大家一起去认识那些影响肩关节灵活性的疾病。

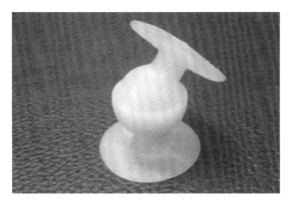

球-窝关节模型

认清肩关节灵活性的意义——肩关节越灵活，日常生活越便捷

首要一点，我们必须认清肩关节灵活性的意义。灵活的肩关节在我们日常生活中占据举足轻重的地位。一旦肩关节灵活性发生障碍，必然会给我们的日常生活带来诸多不便，如日常生活中梳头、晾衣服、打电脑、洗澡擦背以及用厕纸等简单动作都不容易完成，这势必会严重影响到生活质量。

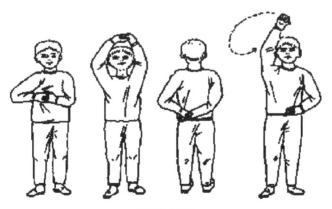

灵活的肩关节

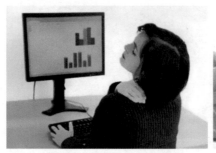
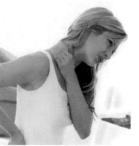

肩关节活动障碍

　　随着医疗事业的飞速发展，医学研究者们已经对肩关节的灵活性进行了深入的剖析。简单来讲，肩关节失去灵活性，多数是由于出现了肩关节相关疾病，而此刻的您只需要了解、辨别肩关节常见疾病并及时就医，专业医师会帮您排忧解难。

"生锈"的肩关节——肩周炎

　　众所周知，在潮湿的环境中铁制品容易生锈，原本光鲜亮丽的外表会变得锈迹斑斑。殊不知，人体的肩关节在一定条件下也会"生锈"。"生锈"的肩关节必然会导致灵活性的丧失。

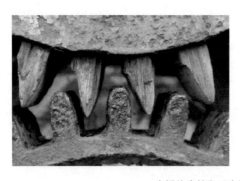
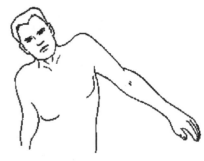

生锈的齿轮和"生锈"的肩关节

　　从医学专业的角度来讲，在日常生活中肩关节"生锈"，多数是由于肩关节发生了粘连性的疾病，如肩周炎。肩周炎又称肩关节周围炎，俗称凝肩、五十肩，好发年龄在50岁左右，女性发病率略高于男性。以肩关节疼痛和活动不便为主要症状，患者肩部逐渐产生疼痛，夜间为甚并逐渐加重，肩关节活动功能受限且日益加重，达到某种程度后可逐渐缓解，直至最后完全复原。

值得一提的是，本病如得不到有效的治疗，可能会严重影响肩关节的功能活动，导致肩关节灵活性部分甚至完全丧失。因而，肩关节"生锈"并不可怕，可怕的是不能正确识别这类疾病，使肩关节得不到科学、有效的治疗，以致不能尽早恢复肩关节灵活性，给日常生活带来不便。

"撕裂"的肩关节——肩袖损伤

肩袖又叫旋转袖，是包绕在肱骨头周围的一组肌腱复合体，主要包括前方的肩胛下肌腱、上方的冈上肌腱、后方的冈下肌腱和小圆肌腱，对维持肩关节的稳定和肩关节活动起着极其重要的作用。这组肌腱复合体，在经历长期的内在磨损、外在创伤等因素的影响，难免会发生撕裂，医学上称之为肩袖损伤。

该疾病多见于40岁以上男性，绝大多数伴有严重外伤史。随着年龄增长肩袖自身发生退变，在受到过度外力影响时，极易发生肩袖损伤。肩袖损伤导致一系列肩关节症状出现的同时会降低患者的日常生活质量，如肩关节疼痛，特别是夜间疼痛以致不能睡觉，不能梳头，女性患者不能脱卸胸罩等。疼痛在做过肩动作时诱发或加重，可导致肩关节灵活性的显著降低。

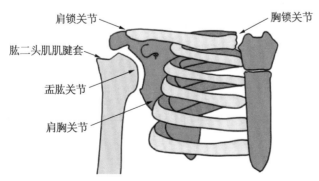

肩袖解剖示意图

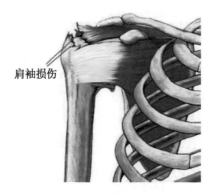

肩袖损伤

肩袖损伤

肩袖损伤犹如绳索发生撕裂，需要及时进行修补，否则随着外力不断的牵拉，撕裂范围会逐渐增加直至出现完全撕裂，最终导致更为严重的不可逆的后果。因此，在明确肩袖损伤后必须进行及时、科学、合理、有效的治疗，防患于未然！

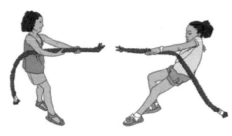
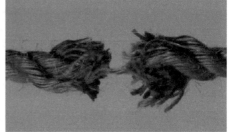

撕裂的绳索

"决堤"的肩关节——肩关节脱位

如前文所述，肩关节属于球-窝关节，正常情况下，肩关节的肱骨头（球）位于关节盂（窝）内，关节盂犹如堤坝一样将肱骨头紧紧包绕。当各种原因导致堤坝损伤，肱骨头脱离关节盂，便出现了肩关节脱位。

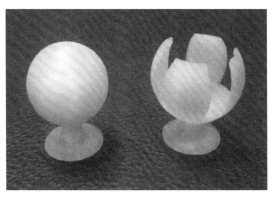
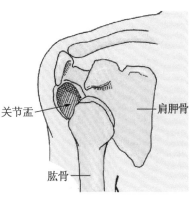

关节盂

肩胛骨

肱骨

肩关节脱位

　　日常生活中，肩关节脱位最常见，约占全身关节脱位的50%，这与肩关节的解剖和生理特点有关，如肱骨头大，关节盂浅而小，关节囊松弛，前下方组织薄弱，关节活动范围大，遭受外力的机会多等。肩关节脱位多发生在青壮年、男性较多。日常活动中，除肩关节异常发育的原因外，暴力造成肩关节脱位的情形较多见。如不慎跌倒时，手掌或肘部着地，易造成肩关节脱位，上肢上举重物时易造成肩关节脱位。因而不难发现，暴力因素可谓是肩关节脱位的"头号杀手"。

　　肩关节脱位时，主要表现为肩关节肿胀，疼痛，肩关节灵活性丧失，其主动和被动活动受限。可呈现方肩畸形，关节盂空虚。搭肩试验阳性，即患侧手靠胸时，手掌不能搭在对侧肩部。

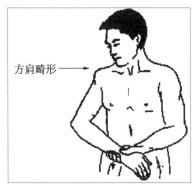

方肩畸形

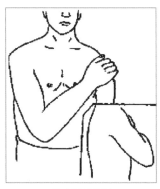

方肩畸形图　　　　　　　　搭肩试验阳性

007

　　相信根据上述日常生活中常见的情形及简单的判别方法，有助于大家辨别肩关节脱位。事实上，日常生活中最重要的还是要寻求有效的治疗。一旦出现肩关节脱位，需要及时进行复位，时间越早越好。少数患者可以自行复位，大部分患者尚需求助骨科医生进行手法复位，有些患者甚至需要通过手术进行治疗后复位，必须明确，不当的治疗可导致习惯性肩关节脱位。

奥运冠军们的守护天使提醒：
运动损伤不容忽视

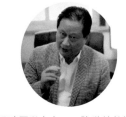

说起运动损伤，大家的第一反应往往是只有专业运动员才会承受的伤痛。其实不然，运动损伤和我们每一个人都息息相关，日常生活中十分常见。运动损伤部位与运动项目以及运动特点有关，比如关节扭伤、脱位和肌腱劳损等。如何防治运动损伤呢？

运动医学专家——陈世益教授

哪些常见的肩关节疾病与运动有关？

体育运动引起的肩关节运动损伤比较多见，在中国最常见是肩关节不稳或脱位，尤其是摔跤、格斗、拳击、篮球等；其次是肩关节肩峰撞击症引起的肩关节疼痛，这在上举运动或投掷运动员中多见；第三是肱二头肌长头腱疾病，如长头腱磨损、脱位、腱病或断裂，在游泳运动员中多见；第四个是上盂唇从前到后（SLAP）损伤，SLAP损伤在投掷和上肢力量类的运动员中是比较常见；第五个是肩袖损伤。

肩关节不稳定脱位有四种原因：肩胛盂骨结构缺损、肩关节发育畸形、盂唇和关节囊韧带撕裂或过度松弛，以及肩关节周围肌肉麻痹。

肩峰撞击综合症是由于肩峰下解剖结构原因或动力学原因，在肩关节上举、外展运动中，因肩峰下组织受到挤压或撞击而产生的一系列症状、体征的临床症候群。

SLAP损伤是指肩胛盂缘上唇自前向后的撕脱，累及肱二头肌长头腱附着处。

肱二头肌长头肌腱损伤是指肱二头肌长头肌腱关节内肌腱发生炎症、病变或撕裂损伤，从而出现临床症状，称为肱二头肌长头肌腱炎或腱鞘炎。

再下来就是肩袖问题，肩袖损伤在肩关节疾病和损伤中占重要部分，肩袖病变并不一定表现为肩袖撕裂或者断裂，肩袖撕裂或者断裂通常发生在老年人中。年轻人中真正被诊断为肩袖撕裂的还是比较少的，但是会得一种病，叫肩袖钙化或者肩袖肌腱病。

肩袖钙化是指钙质沉积在肩袖的肌腱中，引起肩部剧烈疼痛及活动受限。

肩袖撕裂是指包绕肩关节周围的四块肌肉肌腱组织发生退化性改变，导致肌腱断裂，引起相关的疼痛或无力或僵硬粘连等症状。

腱病也称肌腱病，是肌腱的退行性病变或损伤，英文为tendinopathy或tendinitis，这个医学术语很多人不了解。但是，腱病是常见病，如跟腱痛、髌腱痛、网球肘疼痛、肩袖痛都与腱病有关，腱病在参加运动的人和体力劳动的人群中非常多发，刘翔的跟腱损伤就是跟腱的肌腱病。肌腱病对于很多没有运动医学概念的人来说，并不认为它是一种病，殊不知它疼起来其实是非常厉害的。

运动员肩关节损伤中还有一个经常会被过度诊断和治疗的肩锁关节损伤，可能是脱位，从一度到四度，各种各样的脱位，也有可能由于反反复复地做内收运动之后，造成肩锁关节撞击，发展成为关节炎，在摔跤、柔道、举重的运动员里面相当多见，但这种肩锁关节的损伤往往会被忽视，因为没有脱位。事实上有很多的肩锁关节炎不是脱位引起，而是反复撞击后形成骨质增生，造成关节面软骨损伤，引发疼痛，一些非专攻肩关节疾病的外科医生经常当做肩袖损伤处理，治疗之后还是疼痛，才发现原来是肩锁关节的问题。

运动中如何进行肩关节的保护?

任何运动损伤的发生都有其规律性，这种规律性跟动作特殊性有关。比如打高尔夫，常在手臂摆动时拉伤肩后部肌肉，投掷类运动对肩关节也会有一定的影响。这些特殊的动作，运动员每天要重复使用数千次，不可避免会造成相关肌肉、肌腱、韧带的损伤。

我们需要针对这些疾病，进行相应的肌肉力量训练，肌肉力量强大之后，就可以对关节起到一定的保护作用，所以第一点就是要做好肩关节周围肌肉基础力量训练。第二点,对于有明显的损伤性的动作,能够避免时应尽量避免,尤其要避免单一的重复动作。第三点,利用护具支具来避免损伤,比如肌肉贴等，都可用来保护自己，避免过度使用。超过人体极限的运动，或者运动度和运动量均超过个人极限的运动，要避免进行，以减少运动损伤。

肩袖损伤术后的功能恢复和康复建议

"我在2000年赴美国学习肩关节微创外科技术，是中国医生中最早去学习的一批,至今还留有当年的证书与笔记;在2003~2004年间，我又到澳洲学习,担当肩关节专科临床fellow，接受非常严格的培训。当时，我对自己的手术技术充满信心，认为手术可以治疗一切疾病。但是现在我们发现，手术做得再漂亮，如果不进行积极地康复，肩关节功能的恢复肯定不会理想，还会出现僵硬或持续疼痛，弄得不好，肩关节功能比不开刀还要差。因此，我经常告诫我的学生们和年轻医生们，要想获得理想的肩关节功能，手术只占50%，康复占另外的50%，所以运动康复很重要。"

——陈世益

　　肩关节康复措施包括防止黏连、减少疼痛、增加肌肉力量，增加关节活动度和本体感觉五大要素。现在一些治疗肩关节疾病的医生并没有意识到这五大因素，他们只考虑手术技术，将简单的手术搞得非常复杂，将各种手术技术叠加，创伤很大，如同大杂烩，术后会遗留一些并发症，造成关节活动度或力量缺失。事实上，肩关节活动还包括了本体感觉恢复和修复的腱骨组织愈合问题。有些情况下，即使医生把肩袖缝合起来了，可是一旦缝合组织处于高张力的情况下，还会发生肌腱组织的再次撕裂。

谢青谈肩关节康复

肩关节损伤的康复治疗只是"理疗＋按摩"吗?

要知道，肩关节的康复治疗远不只是做做理疗和做做放松按摩那么简单。说得通俗一点，康复治疗首先经过康复医师的临床检查和临床诊断，并根据每一位患者的实际情况，确定患者需要哪些康复治疗，并转介到专业的康复治疗师那里，并通过患者的病史和临床检查以及一系列的物理学检查来发现患者在运动过程中出现的问题，包括疼痛、关节活动障碍以及肌肉无力和运动模式错误等。当发现这些问题后，康复治疗师会制定相应的个性化康复治疗计划，在计划的每一个阶段进行一系列针对性的手法治疗和训练来强化运动中的薄弱链，配合一些理疗手段，重建正常的肌肉平衡，从根本上解决问题，而不是通过手法放松肌肉来达到暂时性、一过性的舒适感；任何一种康复治疗都是治疗师通过患者的具体情况精心制定的，它是一个有计划性、针对性和个性化的方案。如果你的肩关节出现问题，而治疗师只给你做理疗和按摩，而没有帮你设计一套完整的训练方案，那么你该考虑换个治疗师了！

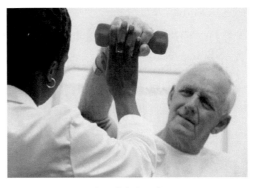

肩关节康复治疗

所有肩痛都是肩周炎吗?

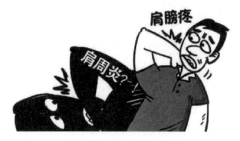

肩膀疼,我得了肩周炎?

日常生活中,只要肩膀疼痛,大部分人的反应就是肩周炎犯了!其实,并不是所有的肩痛都是肩周炎,更多的可能是肩袖撕裂(俗称筋断了)。据统计学资料表明,人群中肩袖损伤的比例高达50%,而肩周炎只有8%左右,这是两种完全不同的疾病,而且两者的康复治疗和训练是完全不同甚至相反。所以生活中大部分人对肩痛的认知是错误的,往往把肩袖损伤当成肩周炎来治,不但不能解决问题,而且会起到反作用越治越坏甚至延误最好的治疗时机。你是否属于这大部分人之一呢?

如何区分肩周炎和肩袖损伤?

在后面的文章中我们会详细介绍肩袖损伤和肩周炎这两种不同的疾病,在这里首先给大家介绍一个简便区分两者的方法:将患侧手被动抬高或往外侧打开,肩周炎的患者肩关节打开到一定角度后会出现突然"卡"住,再用力也无法继续打开的情况;而肩袖撕裂的患者表现则是肩关节打开到一定角度后会出现疼痛,但继续用力仍然可以完成较为完整的关节活动。肩痛患者通过这样一个简单的自我检查,基本上能够判断、区分肩周炎和肩袖损伤,从而更好地选择就医或者家庭训练方案,避免耽误病情。

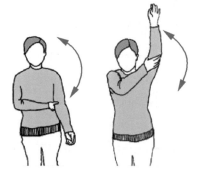

简单动作区分肩周炎和肩袖损伤

肩周炎是否能够自愈？是否需要治疗？

肩周炎又称为冻结肩、五十肩。是一种自限性疾病，一般在起病后的1~3年后会自愈，但据调查显示，若不采取干预措施，病程结束后大约有40%的患者会留下轻度的后遗症，例如肩关节活动轻度受限等；而有15%的患者会留下终身残疾，表现为关节粘连、肌肉萎缩、功能活动障碍（如右图）等。现阶段，国内外常见的、有

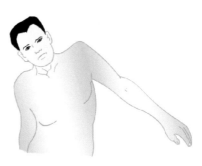

肩周炎症状

效的治疗手段中便包括康复治疗这一项（主要是物理治疗，包括物理因子疗法、手法治疗和运动疗法）。所以，我们建议冻结肩患者一旦发现病情即可咨询物理医学科的医师和治疗师，采取积极的治疗以及针对性的家庭自我训练方案，以求恢复到更好的功能状态；不排除通过长时间保守治疗但无效的情况，这个时候治疗师会依照实际情况建议手术。

肩袖损伤应如何处理？是否需要手术？

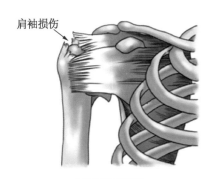

肩袖损伤

肩袖损伤示意图

肩袖撕裂的患者，由于难以完全通过单一的自检确定损伤的程度，建议做进一步的影像学检查，然后到康复科门诊，由康复治疗师进行体格检查，结合影像学资料进行评估后，根据病情，仅需进行保守治疗的患者我们将给出治疗方案及家庭自我训练指导，对于一些病情比较严重的患者我们会建

议手术治疗,而术前术后也将进行一系列的康复训练,详见后文。就诊前需知:损伤早期应该注意保护肩关节,避免过度的活动,如果对损伤的肌肉进行盲目的牵拉或者按摩会引起更大的创伤。

肩关节损伤能不能只做理疗？有哪些理疗手段可采用？

理疗舒适而省力，是很多人会选择的康复手段；而肩关节损伤后单单选择做理疗，是治标不治本的，一时的舒适感过去后相关肌肉仍然会很轻易回复到之前的不平衡状态，但作为一种辅助手段，它却能够配合恰当的运动疗法，为其提供良好的训练状态，使得整个治疗达到最佳的治疗效果。下面就由我们的康复治疗师来为您介绍肩关节损伤康复中常用的几种理疗及它们的基本作用：

1）激光疗法：低能量的激光具有明显的生物刺激作用和调节作用，对手术伤口具有消炎、镇痛、促进组织修复作用。

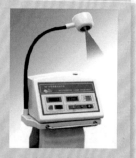

激光治疗设备

2）超声波治疗：超声波对组织有温热和机械作用、、缓解伤口周围肌肉痉挛、可减轻伤口疼痛，改善组织营养，还有软化手术瘢痕的作用。

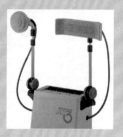

超声波治疗设备

3）微波疗法：人体通过吸收高频电能后转变成内生热，作用可达体内深部组织，可促进伤口周围血液循环，起镇痛、消炎、加速组织生长修复及提高免疫力的作用。

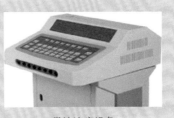

微波治疗设备

4）中频电疗法：通过1~100 kHz的电流作用于人体，可促进伤口周围血液循环、镇痛、消炎、软化瘢痕及松解粘连。

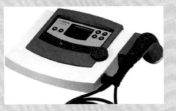

电疗设备

5）冷疗法：局部应用冰袋、冰水或雾状冷却剂的方法，使局部组织降温、冷却，以达到消炎止痛、抗高热和抗痉挛、减轻水肿的目的。

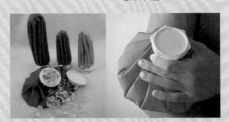

冰袋冷敷

6）红外线疗法：红外线有温热作用，局部红外线治疗能促使毛细血管扩张，血循环加速，局部代谢旺盛，机体免疫能力增强，因而能促进炎症吸收，增强组织的再生能力，缓解肌张力，从而达到解痉止痛的目的。

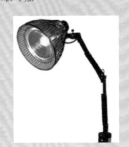

红外线治疗设备

注意：

1）患者往往会进入一个误区，理疗做的时间越久越好，在这里要提醒大家，这是错误的观念！理疗就跟吃药一样，需要严格按照规定的剂量及时间来进行，如果剂量过大或者时间过长不但起不到治疗效果，反而会对组织有一定的损害作用，达到适得其反的效果。因此所有的理疗项目请在康复医师规定的疗程和康复治疗师的监护下完成治疗。

2）很多患者做了一两次理疗觉得没效果就坚持不下去，认为理疗没什么用。需知理疗的治疗作用都有一个积累的过程，它不一定会立竿见影，而是通过量变的积累达到质变的过程。理疗一般做满1个疗程后（5~10次），效果才会慢慢体现。

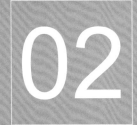

02

我 想 问

◎ 伸个懒腰，脱臼了！什么叫肩关节不稳定？

◎ 肩袖，这组肌肉真的很重要吗？

◎ 科学评估肩关节功能，原来有这么多门道

◎ 肩周炎、肩关节粘连、冻结肩是同一种疾病吗？

◎ 我是肩关节手术患者，我应该注意什么？

◎ 康复治疗师教你如何应对肩关节损伤

伸个懒腰，脱臼了！
什么叫肩关节不稳定？

肩膀"脱臼"是人们在日常生活中经常遇到的问题。有些人伸个懒腰，便出现脱臼。这也许在您看来，已经见怪不怪了，然而肩膀"脱臼"并没有那么简单！错误的认知，可能会给您带来无法挽回的局面。接下来与大家分享肩关节"脱臼"背后，那些鲜为人知的秘密。

话说肩关节"出轨"

过山车惊险、刺激，一旦脱轨后果不堪设想。肩关节是人体最为灵活的关节，也有着自己运行的轨道，假使活动不当，也会发生"出轨"，这就是俗称的肩关节脱臼。

人体正常的肩关节犹如高尔夫球稳定的立在球座上，"脱臼"类似于高尔夫球脱离了球座。由此，不难发现，球从窝中脱出，发生了"出轨"，便出现了脱臼。

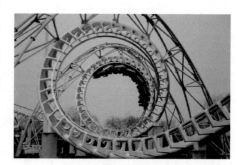

过山车正常运行轨道

肩关节脱臼归根结底是因为肩关节不稳定。从医学角度来讲，肱骨头（球）

从肩胛盂（窝）中脱出，称为肩关节不稳定，也称为肩关节脱位。

当各种原因导致的球和球座不匹配时，如球座凹陷太浅、球与球座接触面积过少、球座的边缘有缺损等，球可能仅仅受到轻微的侧方外力的影响，便会轻易脱离球座，出现脱臼。这便是日常生活中，有些人伸个懒腰便出现肩关节脱臼的主要原因。

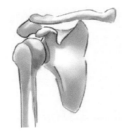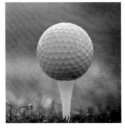

正常肩关节

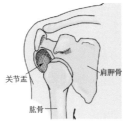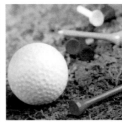

肩关节"脱臼"

揭秘肩关节脱位的那些事儿

保持肩关节稳定的结构主要包括骨骼、肌肉及韧带。当其中任何结构出现问题时均有可能导致肩关节脱位的出现。肩关节脱位多发生于青壮年，男性多于女性。

肩胛盂中间凹陷的周围有盂唇附着，盂唇犹如堤坝一样将肱骨头限定在关节窝内，当周边骨骼或盂唇缺损时，肱骨头如洪水决堤般冲出，出现肩关节脱位。

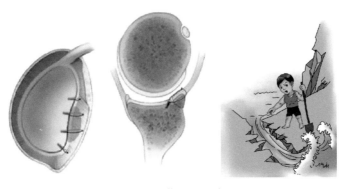

关节盂盂唇缺损

肩关节周围的韧带支撑着肱骨头，正如吊床支撑着人一样，假使韧带松弛或断裂，肩关节极容易发生脱位。

在我们的日常活动中，除肩关节异常发育的原因外，暴力造成肩关节脱位的情形并不少见。如不慎跌倒时，手掌或肘部着地，易造成肩关节脱位，上肢上举重物时易造成肩关节脱位，过度牵拉上肢易造成肩关节脱位。由上述这些情形中，不难发现，暴力因素可谓是肩关节脱位的"头号杀手"。

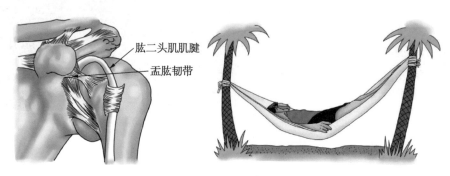

肩关节周围的韧带

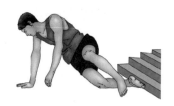

跌倒时，手掌着地，
造成肩关节脱位

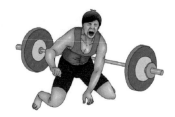

上肢上举重物时，
造成肩关节脱位

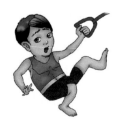

过度牵拉上肢，
造成肩关节脱位

肩关节脱位的治疗，因人而异

日常生活中，一旦出现肩关节脱位，需要及时进行复位，时间越早越好。少数患者可以自行复位，大部分患者尚需求助骨科医生进行手法复位，有些患者甚至需要通过通过手术进行治疗后复位。

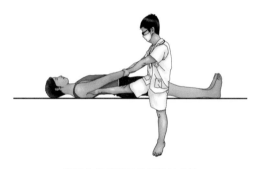

常见的肩关节手法复位的方法

一般而言，初次肩关节脱位的患者，应该积极寻求骨科医生求诊，进行手法复位，认真回忆并向医生如实陈述肩关节脱位时的情形，以便帮助医生进一步寻求肩关节脱位的原因。肩关节复位后，这类患者应进一步明确生活中易导致肩关节脱位的情形，并竭力避免肩关节再次脱位的发生。

反复肩关节脱位的患者，更需要及时前往医院骨科就诊、积极寻找脱位原因，这类患者大多需要接受手术治疗。

凡是因稳定肩关节的结构发生损伤而导致肩关节脱位的患者，如肩胛盂骨折、关节盂盂唇损伤、韧带损伤等，几乎均需要通过手术进行治疗。

目前，随着内镜技术在我国逐渐普及，关节镜手术已成为骨关节外科常规诊疗手段。关节镜在治疗肩关节脱位方面具有精准度高、创伤小、住院时间短、恢复快、便于术后康复训练等优点，正日益受到广大医生和患者的青睐。

所有发生肩关节脱位的患者在肩关节复位后应使肩关节固定于稳定位置2~4周；解除固定后还应进行主动的功能锻炼，以利恢复关节功能。

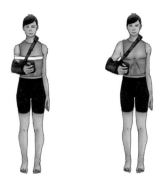

肩关节复位后固定

肩关节脱位的"陷阱"

（1）警惕习惯性肩关节脱位

发生肩关节脱位后，患者应该引起高度的重视，尤其是再次发生肩关节脱位的患者，应该警惕习惯性肩关节脱位的发生。肩关节脱位的初次治疗极为重要，如若初次治疗不当，易引发习惯性肩关节脱位。习惯性肩关节脱位会给患者的日常生活带来极大的不便，这类患者发生肩关节脱位的频率大大增加，如篮球的"投篮"、排球的"扣杀"、网球的"发球"，仰泳的划水动作等；也有在乘公共汽车，手拉扶杆遇到急刹车时发生脱位，可谓是防不胜防！

（2）自行复位，越简单越危险

在众多肩关节脱位的患者中，总有些患者可较为容易的进行自行复位。其实，自行复位，越简单越危险！越容易复位，说明患者肩关节越不稳定，容易导致再次脱位，久而久之发展为习惯性肩关节脱位。

（3）年纪越轻，越易复发

肩关节脱位的复发，除了与初次脱位时受到的暴力性质、部位有关外，最重要的是与患者的年龄相关。年纪越轻的患者，肩关节脱位后越容易复发。因而，年纪较轻的肩关节脱位患者，应该及早求助于专业骨科医师，进行系统正规的治疗。

简单几招，预防肩关节脱位

疾病的预防意义往往远远大于治疗，平时应该注意疾病的预防。因而，肩关节脱位的预防亦不容小觑！

日常生活中，留意以下几点将有助于预防肩关节脱位：

1）运动前充分做好准备活动。全身活动5~6分钟，如跑步，徒手操，有针对性的专门练习：做几节活动上体和上肢的哑铃操（如扩胸、侧平举、肩关节绕环等），使肌肉、韧带等组织达到一定的"热度"，使关节的运转灵活起来。准备活动后，再做些伸展活动，效果更佳。

2）运动时动作幅度不宜过大。肩关节运动幅度过大，用力过猛，会使关节周围组织受伤。比如，做仰卧飞鸟时，手臂不宜低于躯干：做卧推，为减缓肩部的压力、张力，推起时不应"锁肩"，屈肘时肩胛骨不可前伸，要尽量依靠胸大肌、背阔肌的收缩来完成动作。

3）锻炼须有度。锻炼中肩关节用力频繁、负荷较重，故锻炼安排要力求合理。比如，胸大肌和背阔肌练完后，就不宜再对肩部进行较大强度的训练；练三角肌时要考虑到肩部的承受力，以免局部肌肉、关节负担过重。

4）全面发展。制定科学的锻炼计划，并严格执行，以使全身各部位的肌肉得到均衡发展。这是防止运动损伤致肩关节脱位的有效保证。

5）青少年患者，当原始脱位复位后，必须严格制动，并按康复要求进行功能锻炼，不要过早参加剧烈活动，以免复发。

6）当人步入中年后，关节组织开始缓慢老化，适量补充氨基葡萄糖能增加骨质致密度、坚硬度，有助于预防肩关节脱位。

肩袖，这组肌肉真的很重要吗？

　　三个月前，雨天路滑，我不慎摔了一跤，肩膀着地，去医院拍片检查，并没有骨折脱位，以为没有什么事。可没过几天，受伤的肩膀又开始活动受限，受寒或者遇空调常感酸痛无力。有时夜间疼痛，甚至因疼痛无法入睡。

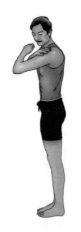
肩关节前外侧疼痛

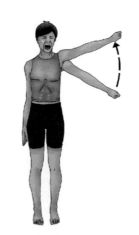
肩关节活动受限

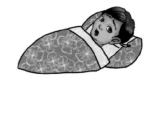
夜间痛醒

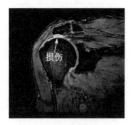
肩袖损伤

　　贴膏药、打封闭、针灸推拿都试过，并没有什么用，遂又去医院做了磁共振。

医生根据病史结合体检和辅助检查诊断为肩袖损伤。

可是，肩袖到底是什么呢？"

谈起肩袖，要从我们的肩膀说起

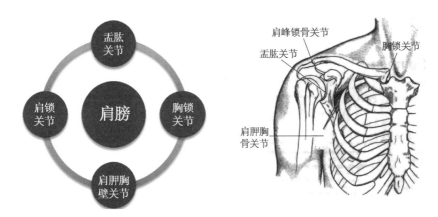

肩关节组成

盂肱关节就是我们平时所说的"肩关节"，由肱骨头及肩胛骨外侧的凹窝形成。因肱骨头比肩胛骨的凹窝相对大很多，塑造了肩关节（以下均指盂肱关节）特殊的功能：

1）活动度极大，可做多方向的活动，包括前举、后伸、侧抬及内外旋转等；

2）相对地不稳定，且容易松脱。

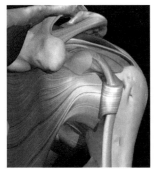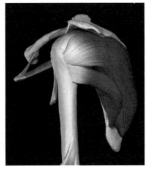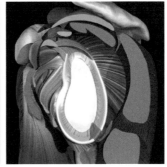

肩关节前视图，后视图，侧视图

肩关节功能的基础就是附近附着的许多韧带、肌肉及肌腱，其中最值得一提的是所谓的"肩袖"，由冈上肌、冈下肌、肩胛下肌及小圆肌的四根"筋"组成，本质就是肌腱。

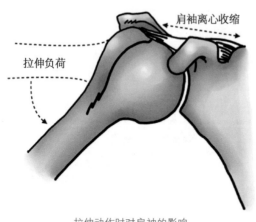

拉伸动作时对肩袖的影响

这些肌腱均由肩胛骨往外延伸，附着在肱骨头上，像套袖一样包绕肱骨头，且与关节囊相近。 由于附着在肱骨的末端，力臂很短，带动肩膀活动的能力，并不像拥有长力臂的肌肉、肌腱（如三角肌、胸大肌及阔背肌等）那么大，但这些肌腱另具有一些特殊的功能：

1）旋转肱骨，这也是这些肌腱又称为"旋转袖"的缘故。

2）将肱骨头往肩盂窝压迫。

3）提供肌肉之间的协调与平衡。

由于上述的功能，使得肩关节在做前举、侧抬、外旋等动作时，肱骨头不致于撞击到上方的肩峰，对于肩关节的运动及维持肩关节的稳定性具有重要的意义。

因此，肩袖损伤后可引起疼痛、力量及活动度的减低甚至导致肩关节不稳，严重影响生活质量。

关于肩袖，你可能会关注的问题

（1）是什么原因导致了肩袖损伤？我怎么知道自己的肩袖是否受到了损伤？

受到急性损伤（诸如外伤、跌倒）或长期从事家务劳动、重体力活、不恰当的体育运动，导致肌腱退变引起的慢性磨损均可导致肩袖撕裂。40

岁以上的人群中，长期反复过肩动作中肩峰对肌腱的撞击是肩袖损伤的最主要原因。

你可能会感到肩部前方疼痛，并沿手臂向下放射，特别是在拿高处的东西或向上抬胳膊之类的过肩运动时；夜里你的肩膀可能会非常疼痛，甚至影响你向患侧侧躺；你还可能会发现你的肩膀变得无力，并且像梳头或手放在后背这样的日常活动也变得困难，肩部活动度减低；外伤导致的撕裂可引起急性疼痛、肩部无力、活动弹响感。出现这些预警症状都提示你的肩膀处于非健康状态，需要去正规医院及时诊治。

（2）如果我的肩袖已经受伤，继续使用患侧肩膀是否会造成损伤进一步加重？

肩袖撕裂的破口会随着时间变得越来越大，其主要原因是继续反复使用患侧肩膀或再次受伤。有明确肩袖撕裂的患者轻微损伤引起的肩膀突然疼痛和无力，常提示原有的撕裂进一步加重。

如果你清楚自己患有肩袖损伤，急剧的疼痛和力量的下降可能意味着撕裂的破口变大。

（3）我的肩膀受伤了，或者感到疼痛，应该什么时候去看医生？

如果你的肩膀或上臂受伤了或存在慢性疼痛，最好求助于骨科医生，他可以为你做出诊断并提出适当的治疗方案，也会建议做如磁共振(MRI)之类的辅助检查来明确诊断。

尽早的诊断和治疗可以避免肩袖损伤后肩膀力量减低和活动度的丧失。

（4）如果不进行手术，撕裂的肩袖是否会自动愈合？

多数轻微的肩袖损伤可进行保守治疗，非甾体抗炎药、局部封闭注射、物理疗法及功能康复锻炼均有利于减轻肩袖损伤的症状，治疗的目标是为了缓解患肩疼痛并恢复肌力。

撕裂的肩袖无法自己愈合，但非手术治疗常常也可获得令人满意的效果。

然而，如果保守疗法无效，或肩袖损伤严重影响生活质量，又或是需要从事过肩的工作或运动，手术治疗将是解除症状、恢复肩膀功能最好的选择。

（5）肩袖修补术后康复有多重要？

无论是保守疗法还是手术治疗，康复在肩袖损伤治疗中具有非常重要的作用。

　　肩袖撕裂时，肩膀周围的肌肉容易发生萎缩，常伴有不同程度的活动受限，因此恢复肩关节功能康复锻炼是必不可少的。尽管手术修复了破损的肌腱，但周围的肌肉力量依然薄弱，仍然需要努力康复，术后的整个康复过程大约需持续几个月的时间。

　　医生会根据每个患者的需求和实际病情来制定个性化的康复方案。

科学评估肩关节功能，
原来有这么多门道

肩关节是上肢与躯干的连接部位，是人体活动范围最大的关节，可使手能触摸到人体自身的任何部位，是上肢功能活动的基础。肩关节既是一个重要的功能单位，同时其功能状态与人体的精神状态和情绪密切相关，肩关节疾病引起的疼痛和功能障碍可严重影响患者的生活质量，因此科学客观的评估肩关节功能、判断肩关节疾病的程度以及比较不同治疗方法的效果具有十分重要的意义。

肩关节外科医生Codman于1913年提出医院的数据应该标准化。首先是第一次评估必须标准化，这样可以比较不同医院和不同治疗方法之间的差别，同时强调结果的评价应该以病人的感觉为主。在评估肩关节的功能时，由于医学尺度和患者尺度使用的权重不同，出现了多种记录和评价系统。根

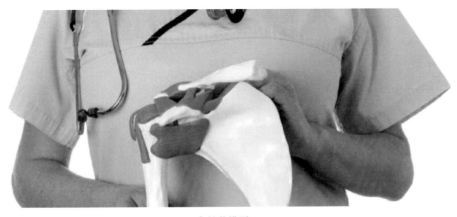

肩关节模型

031

据使用目的不同，肩关节的功能评估可以分为：全身评价的健康测定系统、全肩关节评估系统、特殊疾病评估系统。

无论何种目的，一个评估系统必须符合下列标准：

1）有效性：是指一个评估系统是否能够真正评估想要评估的目的。比如一个肩关节评估系统是否能够真实、全面地反映肩关节的功能。有效性包括内容有效性，标准有效性和结构有效性。

2）可靠性：主要是指随机差异的程度和可重复性。理想的评估系统是如果患者的病情没有变化，不同时间和不同测试者得出的结果应该一致。

3）敏感性：是指能够探测不同患者之间的差异的区别能力。

4）反应性：是指能够反映病情前后变化的能力。

肩关节功能相关的全身健康测定系统

这类评估系统其原始目的都是用来评价全身的功能，包括体力、脑力、社交及幸福感等生活质量评价，都是问卷形式。调查评估可以通过电话或者信函形式进行，也可以用于门诊或病房的患者。这类系统包括36 条简短医疗结果调查问卷（the 36-item short form of the Medical Outcomes Study questionnaire）和诺丁汉健康描述表（Nottingham health profile, NHP）等。

全肩关节功能评价系统

此类评价系统着重于肩关节功能障碍的描述，不局限于某个或某种疾病，可用于各类疾病造成的肩关节功能障碍。其中分两类，一类是由患者使用的问卷形式评价系统，另一类是由医生使用的包括临床症状、体征与功能的综合评价系统。

问卷系统

肩关节疼痛和功能障碍指数（shoulder pain and disability index，SPADI）：系主观问卷式评分系统，由患者自己完成。有5个疼痛问题和8个功能问题组成。问题的答案是开放式的，例如第1个问题是"你的疼痛有多厉害？"，答案是一条标有两个极端的横线，患者在横线上划出位置。每个问题均采用10分的VAS方式评分，最终通过公式换算，满分为100分。分数越高表示肩关节功能越差，0分为正常。

肩关节病情指数（shoulder severity index）：由法国肩关节外科医师Patte最早用于肩关节慢性疼痛和功能障碍，包括疼痛、功能、力量和满意度，是一个比较全面的肩关节问卷式评估系统。

包括症状和体征的综合评估系统

Constant肩关节评分系统：1987年Constant发表了一个由医生使用的综合评估系统，该系统是一个简单的百分制系统，不需要换算。该系统被定为欧洲肩关节协会的评分系统，是目前在全世界使用较为广泛的肩关节功能评分。该评分满分100分，分别由疼痛（15分）、肌力（25分）、功能活动（20分）及肩关节活动度（40分）四个子量表组成。分数越高表明肩关节功能越好。其中客观评价指标包括肩关节活动度和肌力（共65分），主观评价指标包括疼痛和功能活动（共35分）。

美国肩肘外科协会（American shoulder and elbow surgeons' form，ASES）评分系统：该系统是1993年美国肩肘外科协会研究通过的肩关节功能评价标准。该系统是一个需要换算的百分制系统，患者评估部分的疼痛（占50%）和累计日常活动（50%）构成计分部分。患者自己评估部分有疼痛、稳定性、日常活动；医生评估部分有活动度、体征、力量测试和稳定性。目前评分方法采用基于患者的主观评分，包括疼痛（50%）和生活功能（50%）两部分，满分100分，分数越高表示肩关节功能越好。疼痛量表采用VAS的方式评价。生活功能量表概括了10个日常生活中的活动项目，包括穿衣服、梳头、如厕等。

牛津大学肩关节评分（Oxford shoulder score，OSS）：由12个问题

组成问卷，包括疼痛（1~4 题）及功能活动（5~12 题）等内容。每个问题有 5 个备选答案，情况最好为1 分，最差为5 分，总分12~60 分，分数越高肩关节功能越差。

简明肩关节功能测试（simple shoulder test, SST）：由12个问题组成患者主观评分问卷，内容包括疼痛和功能活动，每题只需要选择回答"是"还是"否"，回答"是"的为1 分，"否"的为0 分，总分12 分，分数越高表示肩关节功能越好。由于该评分系统简易、便捷，所以目前应用较多。

加州大学肩关节评分系统（University of California at LosAngeles, UCLA scoring system）：UCLA 有两个评分系统。一个是Ellman 用于肩袖损伤修复的终检结果（endresult）评分。总分为35 分，疼痛10 分，功能10 分，主动前屈活动度5 分，前屈力量测试5 分，和患者满意度5 分。可以分为3 个级别，优（34~35分）、良（29~33分）、差（<29分）。其中疼痛、功能活动及满意度由患者主观评价，前屈活动度和肌力由医生体检来客观评价。另一个是用于肩关节置换的结果评定，合并了活动度和力量测试，去掉了患者满意度一项。但是人们更愿意使用Ellman的方法。

但UCLA 评分存在以下问题：

1）量表中增加了患者服用止痛药种类及程度的内容，容易与患者实际情况不符，影响评分的效度。

2）功能活动仅笼统地分成几个等级，评定时患者难以选择。

3）肌力和活动度仅测量肩关节前屈活动，不能代表整个肩关节的情况。

4）满意度仅分为满意与不满意两类，较难反应真实情况。

用于特殊疾病的肩关节功能评估系统

这类评估系统着重于某种或某类疾病的功能评估。这类系统也分为问卷形式和综合评估形式两类。

问卷类

关节炎评分系统：此类系统是用来评估关节炎患者的生活质量的。常用的有关节炎等级测量尺度（the arthritis impact measurement scales，AIMS）、关节炎等级测量尺度2（the arthritis impact measurement scales2，AIMS2）、健康评估问卷（health assessment questionnaire，HAQ）、西安大略和麦柯玛斯特大学骨关节炎指数（the Western Ontario and McMaster Universities osteoarthritis index，WOMAC）。

肩部手术评分系统（shoulder surgery scoring system）：该问卷由Dawson 等人于1996 年发表，用于除肩部不稳定以外的疾病。问卷由12 个问题组成，每个问题有5 个级别的答案，总分为12（最好）至60 分（最差）。

肩部不稳定评分系统：Dawson 等于1999 年又发表了肩部不稳定的评分系统（assessment of shoulder instability）。同样是12 个问题，每个问题有5 个级别的答案，总分12~60 分。Kirkley 等也发表了用于肩关节不稳的问卷式评分系统。该问卷共21 个问题，涉及症状，对运动和工作的影响，对生活方式的影响，以及情绪的影响。该问卷着重于肩部疾病对生活质量的影响。

用于特殊疾病的综合评估系统

Rowe 氏评分系统（Rowes' rating system for bankart repair）：Rowe 于1978 年报道Bankart 手术的远期效果时，使用了功能评价系统。Rowe 等制定了一个用于评价Bankart 损伤后修复的肩关节评分表，被称为Rowe 评分，满分100 分，主要用于评价肩关节不稳，分数越高表明肩关节功能越好。在Rowe 评分系统中，功能活动量表不同等级之间相差分数不等，故缺乏客观依据。关节活动度量表以百分比来评定，故对活动受限的百分比难以计算。稳定性50分，活动度20分，功能30分，共100分。可分为优（100~90分）、良（89~75分）、一般（74~51分）、差（≤50分）。该系统稳定性占50 %的比重，没有日常活动，睡眠及疼痛的记录。

牛津大学肩关节不稳评分（Oxford shoulder instabilityscore，OSIS）：采用问卷形式，从疼痛、功能活动及自我感觉等方面进行评价，并按照时间从最近6个月（1题）、最近3个月（2~7题）和最近4周（8~12题）来分类。Dawson等认为常规体检难以评定不稳的程度，问卷方式可以使评分具有更高的可信度和准确性，容易被患者接受，便于随访。通过统计学分析显示OSIS评分有较好的敏感度和可信度。

西安大略肩关节不稳指数（the Western Ontario shoulderinstability index，WOSI）：WOSI评分系统采用患者自评的问卷方式，由21个问题组成，分四部分，分别包括身体症状、工作娱乐、生活方式、情绪满意度，均采用VAS方式评价，每题100分，总分2100分，分数越高表示肩关节功能越差，0分表示正常。

另外，美国骨科医师学会（American Academic of Orthopaedic Association，AAOS）还制定了上肢功能的评定系统。用于整个上肢从手到肩的综合功能评定。美国的肩肘外科协会在经历了3年的研究和讨论后发表了"标准的方法（standardized method）"，采用了患者评估和医生评估两部分。但是，分数记录办法显得很不成熟，只记录疼痛（50%）和日常活动（50%）。其他如患者感觉的不稳定，医生检查的关节活动度、体征，力量测试，稳定性检查均没有包括到计分系统中。

肩周炎、肩关节粘连、冻结肩
是同一种疾病吗？

什么是肩周炎？

肩周炎一词其实是个"舶来品"，它的全称是"肩关节周围炎"。在19世纪后期，法国和美国医生同时发表的相关的文献描述了一类肩关节疾病，这类肩关节疾病的表现就是"肩痛，手举不起来"，并把其命名为"肩关节周围炎"。也有专家认为这是一种"肩关节囊的粘连"。由于当时在医学界对肩关节疾病的认识并不是那么全面和细致，所以"肩周炎"一词，就慢慢变成了肩关节疾病的总称了。

什么是肩关节粘连？

肩关节粘连，其实是一种疾病的表现形式，但是可由不同原因引起。比如肩关节骨折经过保守治疗以后，肩关节的活动度受到明显的限制；再比如，肩关节做过手术后出现的活动受限等，都属于肩关节粘连的范畴。

因此，从医学上说，我们通常把肩关节粘连分为两大类，它们有专有的名称。一类称作为"僵硬肩"，它是特指有一定原因引起的关节活动受限，比如之前说的外伤、手术等；另一类称作为"冻结肩"，它是指没有明确的原因而引起的肩关节活动受限，也就是不知道怎么得，肩关节就不能动了。

什么是"五十肩"？

在我国的中医文献中就有"漏肩风"、"五十肩"一说，主要描述以肩关节疼痛并伴有活动受限为主的疾病，也就是我们通常说的"肩痛，手举不起来"。但这有相对明确的年龄限制，也就是在50岁左右出现症状。

但是很多肩关节的疾病都会表现出相同的症状。于是在1992年，美国召开的全美骨科年会上，与会人员终于达成了一致，把中医所说的"五十肩"归为"冻结肩"的范畴。这是一个比较规范的疾病名称定义。符合冻结肩的定义有几个要点：第一，患者必须没有受过伤，也就是肩部没有撞伤过，没有骨折，没有脱位，更没有手术史；第二，患者年龄在50岁左右；第三，患者肩关节全方位的活动都受到限制。

冻结肩有哪些临床的表现

（1）疼痛

起初肩部呈阵发性疼痛，多数为慢性发作，以后疼痛逐渐加剧或钝痛，或刀割样痛，且呈持续性，气候变化或劳累后常使疼痛加重，疼痛可向颈项及上肢扩散，当肩部偶然受到碰撞或牵拉时，常可引起撕裂样剧痛，肩痛昼轻夜重为本病一大特点，若因受寒而致痛者，则对气候变化特别敏感。

（2）活动受限

肩关节向各方向活动均可受限，以外展、上举、内旋外旋更为明显，随着病情进展，由于长期废用引起关节囊及肩周软组织的粘连，肌力逐渐下降，加上喙肱韧带固定于缩短的内旋位等因素，使肩关节各方向的主动和被动活动均受限，特别是梳头、穿衣、洗脸、叉腰等动作均难以完成，严重时肘关节功能也可受影响，屈肘时手不能摸到同侧肩部，尤其在手臂后伸时不能完成屈肘动作。

对冻结肩要做哪些检查呢？

本病主要采用X线检查和肩关节MRI检查。

（1）X线检查

1）早期的特征性改变主要是显示肩峰下脂肪线模糊变形乃至消失。所谓肩峰下脂肪线是指三角肌下筋膜上的一薄层脂肪组织在X线片上的线状投影。当肩关节过度内旋位时，该脂肪组织恰好处于切线位，而显示线状。肩周炎早期，当肩部软组织充血水肿时，X线片上软组织对比度下降，肩峰下脂肪线模糊变形乃至消失。

2）中晚期，部分病例可见大结节骨质增生和骨赘形成等。此外，在肩锁关节可见骨质疏松、关节端增生或形成骨赘或关节间隙变窄等。

（2）肩关节MRI检查

肩关节MRI检查可以确定肩关节周围结构信号是否正常，是否存在炎症，是否有肩袖破裂的表现，可以作为确定病变部位和鉴别诊断的有效方法。

冻结肩要和哪些疾病进行鉴别呢？

临床上常见的伴有肩周炎的疾病包括：颈椎病、肩关节脱位、化脓性肩关节炎、肩关节结核、肩部肿瘤，风湿性、类风湿性关节炎及单纯性冈上肌腱损伤、肩袖撕裂、肱二头肌长头肌腱炎及腱鞘炎等。这些病症均可表现为以肩部疼痛和肩关节活动功能受限。但是由于疾病的性质各不相同，病变的部位不尽相同，所以有不同的并发症可供鉴别。

冻结肩如何治疗呢?

目前，对肩周炎早期主要采用保守治疗，比如口服消炎镇痛药，物理治疗，痛点局部封闭，按摩推拿、自我按摩等综合疗法。同时进行关节功能练习，包括主动与被动外展、旋转、伸屈及环转运动。当肩痛减轻而关节仍然僵硬时，可在全麻下手法松解并结合肩关节镜手术以恢复关节活动范围。

我是肩关节手术患者，
我该注意些什么？

经历了门诊和住院后的术前准备，终于确定手术了，肩关节手术的患者
会遇到哪些常见问题？应该如何应对呢？

关于手术的问题

　　主刀医师或其手术第一助手会进行术前谈话，对本次手术的手术目的、
手术方式、手术风险、手术预期效果进行详细的解说，患者和家属需要充分
信任医生及其团队，充分理解手术的必要性、可行性和风险性。对于存在的
疑惑，可直接提出，医师都会根据患者的具体手术情况，给出充分的解答，
对手术效果给予客观的预期。切不可心存疑虑或期望过高，一旦术后效果达
不到预期就悔不当初，产生不必要的误解和矛盾。通过术前谈话，使患者和
家属明白医疗团队关于手术的周密计划、完善准备和良苦用心，使患者和医
生获得战胜疾病的信心！

围手术期准备的问题

（1）我患有冠心病和高血压，可以手术吗？

冠心病在老年人中发病率很高，其中做过手术的也不少。对于这类患者，择期手术应至少在行支架植入术或气囊血管成形术1年后进行，阿司匹林在围手术期可持续使用，支架植入患者围手术期应用氯吡格雷（抑制血小板药物），虽然会导致出血和血肿形成的风险轻度增加，但总体上是安全的。植入的心脏电复律器-除颤器和起搏器应该在术前3~6个月进行检测。心房纤颤引起中风的风险会增加20倍，因此在手术前应给予恰当控制。冠心病患者急诊手术前，心血管内科医生和麻醉科医生会全面评估手术和麻醉风险，调整相关治疗，降低手术风险。

高血压是最常见的心血管疾病，约有25%的患者有高血压。这些患者中只有72%知道自己患有高血压，而血压得到有效控制的往往少于三分之一。二级高血压(<180/110 mmHg)并不是围手术期并发症的独立危险因素，也不需要因此推迟手术。

择期手术的目标血压：中青年患者<130/80 mmHg，老年患者<140/90 mmHg，合并糖尿病的高血压患者，应降至130/80 mmHg以下。高血压合并慢性肾病者，应降至130/80 mmHg甚至125/75 mmHg以下。降压应个体化，不可过度，以免发生严重的低血压导致脑缺血或心肌缺血。除利尿剂需术前2~3天停用，注意监测血钾外，其他降压药应继续使用，减少围手术期血压的大幅波动和低血压的发生。

（2）我有糖尿病，手术后可以吃西瓜吗？

糖尿病患者中肩关节粘连发病率明显升高，骨科患者中合并糖尿病的比例也不断增加，围手术期血糖的控制是保证手术安全的重要因素之一。因为糖尿病患者在整个围手术期都处于应激状态，其并发症发生率和死亡率较无糖尿病者明显上升。糖尿病影响伤口愈合，感染并发症增多，常伴发无症状的冠状动脉疾患。

糖尿病患者在围手术期不要求过分限制饮食或过分控制糖的输入，尤其是对 营养不良或者年龄较大的患者。在将血糖控制在许可范围内的前提下，应供给足量糖以满足机体代谢与应激的需要，一般应同时给予胰岛素以促进糖的利用（4~5 g 葡萄糖配 1U 胰岛素），以防发生急性代谢紊乱。重要的是避免血糖过高或过低，并注意维持水与电解质的平衡。

对择期手术患者：一般要求将空腹血糖控制在 8~10 mmol/L，并要求没有酮症和电解质紊乱的存在。

仅以饮食和运动疗法控制血糖者，术前不需特殊准备。

口服降糖药的患者 ，应继续服用至手术的前一天晚上；如果服长效降糖药，应在术前 2~3 日停服（避免低血糖事件发生）。控制血糖 多数是用短效胰岛素（普通胰岛素），少数接受小型手术者也可以使用口服降糖药或仅作饮食控制。应用胰岛素时应同时监测空腹血糖、餐后血糖（睡前血糖）和尿糖。

伴有酮症酸中毒的患者，需要接受急诊手术时，应当尽可能纠正酸中毒、血容量不足 、电解质失衡(特别是低血钾)，术中应根据血糖监测结果，静脉滴注胰岛素控制血糖。术前应充分准备，控制血糖、纠正酸中毒和电解质紊乱后方可手术。

只要将血糖控制在正常范围内，糖尿病患者术后可以吃适量的水果，包括西瓜、苹果等，但不可过量，注意监测血糖。

（3）我长期进行抗血栓治疗，需要停药吗？

停止使用抗栓药物会导致血栓风险增大吗？继续使用抗栓药物会导致出血风险增加吗？这两个问题不仅患者很担心，其实医生也很纠结，不同的医生对指南的理解不完全一致，更使患者心中忐忑。综合分析最新的文献和指南，我们的意见是围手术期不需停用阿司匹林；术前 5 天停用华法林和氯吡格雷，术后 12~24 小时恢复；术前 4~6 小时停用普通肝素；术前 24 小时停用低分子肝素，术后 6~12 小时恢复，如果出血风险大，可推迟至术后 48~72 小时恢复。

（4）我有慢性贫血，需要输血吗？

高龄患者往往合并慢性贫血，但常未给予足够重视，未行规范化治疗。围手术期出血，进一步加重了贫血。医生会根据患者的情况，依据保证安全、节约用血的原则，酌情选择输血与否。美国麻醉医师学会(ASA)的输血指南规定：Hb>100 g/L，一般不必输血；Hb<60 g/L 需要输血；Hb 为 60~100 g/L 时，结合患者心肺功能情况及术后是否有继续出血的可能而定。我国卫生部颁发的《临床输血技术规范》中规定：Hb>100 g/L 一般不必输血；Hb<70 g/L 需要输血；Hb 为 70~100 g/L，应根据患者的贫血程度、心肺功能情况、有无代谢率增高以及年龄而定。目前，手术技术不断改进，手术时间不断缩短，手术中出血也越来越少，肩关节手术一般不需输血，需要输血的患者只占很小的比例。

（5）我是烟民，为了手术需要戒烟吗？

吸烟对免疫系统和伤口的氧供有明显的影响。术前戒烟6~8周患者与持续吸烟患者相比，术后感染、血肿形成和伤口并发症的发生率均显著降低。术前戒烟1~3周是否有效目前尚存在争议。同时进行尼古丁替代治疗和一对一专业医生咨询的这种强力组合治疗方式对于戒烟是有效的，但其他如单纯专业医生咨询、单独使用药物、术前 2~3 周的短期用药加上医生咨询、非专业医生咨询或者书面指示则效果不佳。目前无证据认为尼古丁替代治疗会对伤口愈合产生不良反应。总之，术前戒烟能把术后并发症的相对危险度降低41%，早戒烟一周相对危险度降低19%。手术是患者戒烟的一个极好机会，我们建议最好能完全戒烟，如果不能完全戒烟，至少术前2周至术后2周应强制戒烟，以降低伤口并发症的发生率。

术后管理

（1）我最怕痛，怎么办？

现在很多医院的骨科都创立无痛病房，其理念是确保患者在住院治疗期间的无痛状态，不论是手术前还是手术后。目前术后疼痛管理的理念是多模式镇痛、超前镇痛和个体化镇痛。根据每个患者的具体情况，可选择镇痛泵、皮下微泵、肌肉注射及口服药物镇痛。需要提醒大家的是，随着无痛病房理念的推广，先前"开刀后哪会不痛"的观点已经是过去时了。有些患者担心镇痛药的不良反应，而拒绝服用，这其实是很不合理的，当前骨科的镇痛和消炎往往是同时进行，这类药物统称为镇痛消炎药，合理应用的情况下，药物是安全的，不良反应是完全可控的。

（2）术后伤口难看吗？

随着微创技术的发展，手术切口越来越小，关节镜手术则仅仅需要几个1 cm左右的小孔就可以完成。比较复杂的内固定术或肩关节置换术后，会留置切口负压引流管，一般术后48~72小时，引流量小于50 ml即可拔除。伴随着无菌技术的发展，切口感染的预防越来越规范，没有内植物的手术如关节清理术无需应用抗生素，有内植物如钢板、铆钉、假体等，根据抗生素使用规范可术后应用24~48小时。如果手术切口出现疼痛、红肿、发热、渗液等感染征象，需及时就诊，规范治疗，以避免灾难性的严重后果。随着手术缝线的发展，皮内缝合和快吸收缝线的应用越来越广泛，切口不用拆线，因此术后2~3天就可以出院，社区门诊换药就行。如果是传统丝线缝合，还是遵循术后2周拆线的原则。

（3）术后多久我可以活动肩关节？

现在提倡肩关节术后早期活动，促进肩关节功能康复并且有利于肢体消肿。手术医生常常在术后第一天查房的时候，根据患者的具体情况，建议患者间歇性松掉外固定支具，保护下行肩关节无张力的被动钟摆运动，可以早、中、晚各一次。在佩戴肩关节支具的情况下，可根据支具的固定情况行肘关节和腕关节的主动伸屈运动及手指的主动握拳及伸指运动。需要注意的是，肩关节活动时需充分放松肩关节的肌肉、遵循动静结合、筋骨并重、循序渐进、医患配合的原则，按照肩关节外科医师和康复治疗师制定的术后康复计划，在专业医师的指导下进行。

（4）手术后必须佩戴支具吗？

肩关节手术后，医生会根据每个患者的具体情况，建议佩戴不同的支具。现代支具的发展使得佩戴舒适性大大改善，有的厂家还可提供个性化定制服务，使患者的接受度大大提高！在佩戴支具过程中，有些患者因为突然用力或下意识的活动导致肩关节疼痛，尤其是晚上，有时会疼痛难忍。一般而言，单次的疼痛是不要紧的，如果反复疼痛或疼痛持续，可能是内固定松动或肩关节脱位等情况，需引起足够的重视，及时复诊。提醒大家，除了功能锻炼时短暂拆除支具外，我们建议在睡觉时也要佩戴支具，达到保护肩关节、促进肩关节功能恢复的目的。

（5）手术后何时复诊？

目前，国内大多数医院已建立了完善的术后随访制度，会有专职医师定期电话随访，通知患者到医院复诊。患者还可通过电话、网络、微信等多种渠道与手术医师及其团队及时沟通，了解病情变化，调整康复治疗计划。一般而言，术后2周、术后1月、术后2月、术后3月、术后半年、术后1年和术后2年是术后复诊的关键时间节点，需要患者到医院复诊，医生根据患者复查的X线,MRI等影像学资料和肩关节功能评分,给出康复锻炼的具体意见。

康复治疗师教你如何应对
肩关节损伤

肩 关节损伤多种多样，而在日常生活中最常见的应该就是肩袖损伤和肩周炎了！下面由康复治疗师来为您解答如何应对这两大难题！

肩袖损伤及其手术康复方案

什么是肩袖损伤？肩袖损伤是指由冈上肌、冈下肌、肩胛下肌及小圆肌的肌腱组成的复合体的破损及断裂，其中有97%的肩袖损伤发生在冈上肌；一旦发生，肩部会有一时性疼痛，隔日疼痛加剧，持续4~7天；未完全断裂时，肱骨头上方部位压痛明显，肩关节外展至60°~120°时疼痛更甚；完全断裂时，因丧失其对肱骨头的稳定作用，将严重影响肩关节外展功能，致使手臂无法向外抬起。发生的原因多样，常见于40岁以上中老年人以及重体力劳动者，由于该部位组织退行性行性变、血供不足以及长期磨损、撞击造成；也见于年轻人，主要是跌倒时撞击、急性扭伤等原因引起。

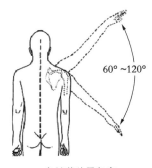

肩关节外展角度

60°~120°

鉴于大多数损伤需手术处理，我们在这里为大家介绍其手术康复方案（保守治疗方案详情请咨询医生或康复治疗师）。

（1）术前训练与指导

1）尽量增加肩关节的功能：我们会对肩关节周围的肌肉（三角肌、菱形肌、斜方肌、背阔肌）进行一些力量的训练和增加肩关节活动度的训练。

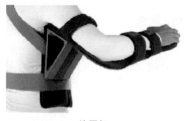

外展架

2）术前指导：康复治疗师会针对手术中及术后存在的一些康复方面的问题进行解答。包括一些术后支具和外展架的使用方法。

（2）术后治疗与训练

对于术后不同阶段的患者需要的康复治疗是不一样的，我们的康复治疗师会针对不同时期的患者制定不同的方案，患者只要康复治疗师的指导下积极锻炼，不仅可以避免由于术后长期制动导致的一些软组织的粘连和肌肉的萎缩及不正当的运动引起的伤口的破裂，而且能最大程度恢复肩关节的功能。我们的术后训练主要包括三部分。

1）床边训练：针对手术早期的还在病房住院的患者，自手术后的第一天开始，，康复治疗师就会去患者床边，帮助患者进行康复锻炼，并做一些注意事项的提醒。

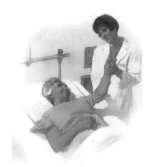

床边康复锻炼

2）门诊康复治疗：对于出院回家后的患者，我们一般建议去医院的康复科门诊进行一些肩关节的物理椅子治疗和功能训练，主要包括对一些薄弱链的强化和矫正。患者来门诊的时间一般建议隔天一次。

3）家庭练习：这部分的锻炼需要患者回家后自己完成。仅靠在门诊进行的康复训练是不够的，为了巩固康复效果，强化肩关节功能，我们的康复治疗师会针对每个患者的不同情况以及在不同恢复阶段教授一些最适合患者的动作。患者需要按照治疗师的要求每天进行锻炼。

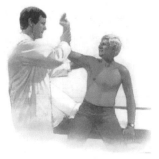

门诊康复训练

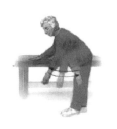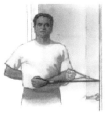

家庭康复练习

肩周炎的预防与家庭训练方案

　　什么是肩周炎？肩周炎指的是肩关节囊及其周围韧带、肌腱和滑囊的慢性特异性炎症，表现为不同程度的肩关节主动、被动活动受限以及剧烈的疼痛，夜间疼痛加重，甚至痛醒。早期病变为肩关节囊及其周围组织充血、水肿和渗出；后期组织粘连闭锁、纤维样变，因而又叫粘连性关节囊炎或冻结肩；

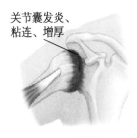

关节囊发炎、粘连、增厚

冻结肩

此病多发于50岁左右的人群，且女性多于男性，多单侧受累，部分患者5年时间内会累及另一侧。

　　肩周炎是一种自限性疾病，也就是说一段时间后会自行痊愈，但这一段时间一般需要1~3年，病程较长，一旦发生会给患者带来很多生活、工作上的困扰，所以预防很重要！预防指在适度劳动与锻炼，日常生活中一些重活应避免或是运用辅具完成，锻炼方面可参考下文动作；倘若你已经发生了肩周炎，也不必太紧张，跟着我们的家庭训练方案一步一步来，逐步恢复你的肩关节功能（家庭训练方案也应征得物理治疗师认可后，方可采用）！

　　（1）肩周炎急性期（起病后2~3周，疼痛剧烈，活动受限）

　　不进行运动锻炼，疼痛剧烈时可采用医用三角巾悬吊制动，疼痛难忍可就医，采取关节内注射治疗。

　　（2）进入冻结肩慢性期早期（起病后1~3个月内，疼痛有所缓解，关节受限逐渐加重）

049

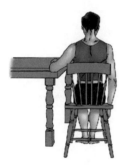

外展

进行轻度关节活动度训练及关节囊各方向的牵伸（下列动作，10~20次/组，2~3组/天）。

1）外展：拉伸肩关节囊下部。

如左图，把前臂和肘部放在桌上，前臂渐渐远离身体滑动，轻柔外展肩关节，当滑动到最大程度或感觉到轻微疼痛时，停止滑动，保持5秒。

2）外旋：拉伸肩关节囊前部。

如右图，站立位，屈肘约90°，手掌握住某固定物品保持不动，身体朝远离手掌的方向旋转，当旋转到最大程度或感觉到轻微疼痛时，停止转动，保持5秒。

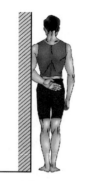

外旋

3）内旋：牵伸肩关节囊后部

如左图，站立位，手掌置于腰部，肘部支在某固定物品上，身体向肘部旋转，旋转过程中肘部位置固定，双脚不动，当旋转到最大程度或感觉到轻微疼痛时，停止转动，保持5秒。

内旋

（3）进入冻结肩慢性期后期（起病后3~10个月内）

较大程度关节活动度训练及等长肌力收缩训练（下列动作，每10~20次/组，2~3组/天）。

1）摆臂运动：如右图，弯腰至上身与地面平行，患侧手臂自然下垂，健侧手可辅助，首先是前后方向的摆动，待适应基本无痛后增加左右侧向的摆动，最后增加环绕动作，逐渐增加被摆动角度。

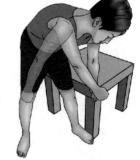

摆臂运动

2）爬墙运动：如左图，待肩关节外展达45°时，面对墙壁用双手或单手缓慢向上，使上肢尽量上举，然后再缓慢退下至原点，重复；而后，患侧面向墙，使上肢尽量外展。忌强力压墙动作，以免损伤或撕裂组织。

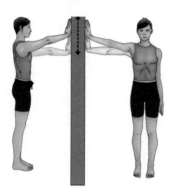

爬墙运动

3）水平内收、外展运动：如下图，当肩关节上举达90°时，然后双手抱头，十指交扣，掌心紧贴后脑勺，先向外扩展双臂，使肘部远离头面部，再内收双臂，使上臂贴近头面部。

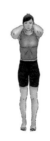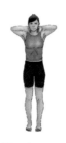

水平内收、外展运动

4）拉环运动：如右图，利用活动拉环进行锻炼，双手分别拉住两个拉环，健侧手向下用力，使患侧手被动上举，以此锻炼肩关节前屈和外展功能。

5）毛巾运动：如左图，肩肱关节后伸达 30° 时，健侧上肢在上，患侧在下，双手在背后拉住一条毛巾，模拟搓澡运动。

6）增加肌力：肩带肌的等长收缩训练（前屈、外展、后伸、外旋等），等长收缩即肌肉收缩时保持长度不变、不产生运动；例如肩关节前屈的等长收缩训练，可面向墙壁站立，患侧手握拳，手心朝体侧，肩前屈至45度，拳头抵在墙面上，用力推墙，维持10~15秒；其他动作同理。

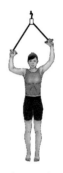

拉环运动

（4）进入肩周炎恢复期（起病1年后）

一般来说，家庭训练到此应有所见效：疼痛不明显，关节活动度较发病初期有较大改善，肌肉无明显萎缩；上述现象说明训练有效，可继续进行并且可多增加肌力、功能的训练，尽量减少后遗症的发生！若训练至此仍感到较明显的疼痛和活动受限，那么以上的家庭训练方案可能不适合你，建议到医院就诊，进行手术治疗！

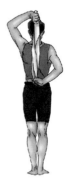

毛巾运动

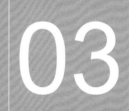

认识肩关节

◎ 认识肩关节，你需要一些解剖和生物力学知识

◎ 肩关节镜，让肩关节病患者受益良多

◎ 看懂这些图，肩关节活动全掌握

◎ 肩关节常用功能评分表，看看你能得几分

认识肩关节，你需要一些解剖和生物力学知识

广义的肩关节是由多个关节共同组成的复杂结构，这些关节协同工作维持肩关节的正常活动，肩关节的大部分活动发生在盂肱关节和肩胛胸壁关节。上臂的外展与前屈活动系由盂肱关节和肩胛胸壁关节共同完成，其中最初的30°外展和60°前屈是由盂肱关节单独完成。当外展、前屈继续进行时，肩胛胸壁关节开始参与并以与盂肱关节活动呈1∶2的比例活动，即肩部每活动15°，其中盂肱关节活动10°，肩胛胸壁关节活动5°。1∶2是整个活动弧度的平均比例，随活动弧度的改变而改变，并不是一成不变的。在肩关节外展的初期，肱关节占主导；当肩部外展超过90°，两者活动比例为1∶1。正常的肩胛胸壁关节有60°活动范围，盂肱关节有120°活动范围，两者之和为180°，所以当肩胛胸壁关节活动完全丧失时，肩部活动至少丧失三分之一。在上臂外展的前90°范围内，锁骨有40°抬高范围，即上臂每抬高10°锁骨约抬高4°。正常肩锁关节有

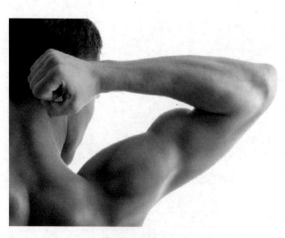

正常肩关节活动

20°活动范围，部分活动在上臂外展最初30°范围内完成，部分于上臂外展到135°以上时完成。

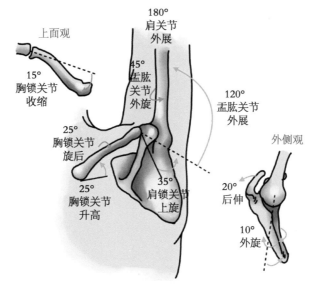

肩关节活动角度

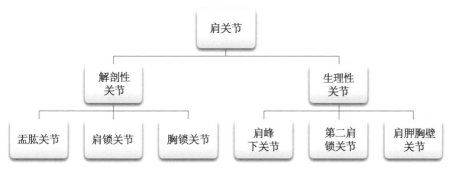

肩关节组成结构

肩部由外到内，可分为四层：

第一层：皮肤、三角肌、胸大肌。

第二层：锁骨胸肌膜、联合肌腱、胸小肌。

第三层：三角肌下滑囊、肩袖。

第四层：肩关节囊、喙肱韧带。

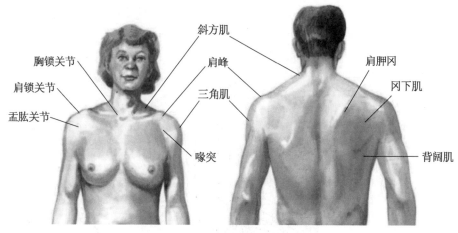

人体肩部示意图

斜方肌
肩峰
三角肌
喙突
胸锁关节
肩锁关节
盂肱关节
肩胛冈
冈下肌
背阔肌

肩关节

盂肱关节

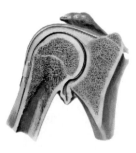

盂肱关节

　　盂肱关节是由肩胛骨的关节盂与肱骨头连接而成的球窝关节，因肱骨头的面积远远地大于关节盂的面积，且韧带薄弱、关节囊松弛，故肩肱关节是人体中运动范围最大、最灵活的关节。关节盂为一上窄下宽的长圆形凹面，向前下外倾斜，盂面上被覆一层中心薄、边缘厚的玻璃样软骨，盂缘被纤维软骨环即关节盂唇所围绕。关节盂唇加深关节盂凹，但关节面几乎无法提供稳定关节的作用。尤其是肩胛盂及肱骨头之间不相配的大小，导致其先天上的不稳定状态。二者的曲面半径相差不足2 mm。在肩膀旋转时，不管在哪一个位置，总是约只有三分之一的肱骨头被肩胛盂所覆盖。肩部的稳定性大部份由静态及动态的软组织来提供，包括盂唇、关节囊、肩胛盂肱骨韧带，及肩袖、三角肌、肱二头肌长头腱等。

肩锁关节

肩锁关节是由肩峰与锁骨远端部所构成的半关节，借关节囊、肩锁韧带、三角肌、斜方肌腱附着部和喙锁韧带（锥状韧带及斜方韧带）等组织连接而成。有时关节内亦有一个不完整的软骨盘，因此比胸锁关节更容易发生退行性变化而引发关节炎。

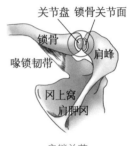

肩锁关节

胸锁关节

胸锁关节是由胸骨与锁骨的近端部所构成的鞍状关节，关节内有关节盘。由锁骨内端、胸骨柄的锁骨切迹与第一肋骨间所形成，被关节囊及韧带围绕固定，其中包括胸锁前、后韧带以及与对侧锁骨相连的锁骨内韧带属于滑动关节，内有一个完整的关节内盘。在肩前举时，此关节可旋转30°左右。它也是肩部到胸壁的连结点，对于肩部活动有加成作用。

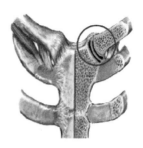

胸锁关节

肩峰下关节

肩峰下关节又称第二肩关节，喙突肩峰弓与肩峰下滑液囊之间的机能关节。其构成有大结节、腱板、肩峰下滑液囊、肩峰、喙肩韧带、喙突。喙突肩峰弓有防止肱骨头向上方移动及滑轮作用。肩峰下滑液囊的机能是缓冲压力。

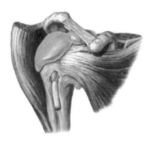

肩峰下关节

第二肩锁关节

第二肩锁关节是由喙锁韧带来保持肩锁关节，支撑肩胛骨，产生锁骨与肩胛骨间的运动传导。此韧带也与肩胛间与锁骨的形成角度的负变化有关。

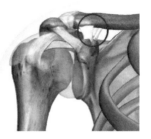

第二肩锁关节

057

肩胛胸壁关节

肩胛骨与胸壁之间并无关节，但在功能上可视为肩胛骨与胸壁结合的机能关节，位置为第2肋至第7肋骨。

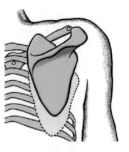

肩胛胸壁关节

骨

肩关节由三块骨头构成：锁骨、肩胛骨及肱骨。

锁骨

锁骨呈"S"形，经由肩峰锁骨关节及喙突锁骨韧带跟肩胛骨相连。锁骨经由胸锁关节与胸骨柄相接。肩峰锁骨关节的稳定性主由肩峰锁骨韧带及喙突锁骨韧带（含斜方韧带及锥状韧带）来维持。肩峰锁骨韧带防止肩峰锁骨关节的前后向不稳定。而喙突锁骨韧带则阻止锁骨远端从肩峰向下移位。在肩峰锁骨关节中间有一个常常不完整的关节盘。锁骨是全身第一个骨化，却也是最后一个融合的骨头。

肩胛骨

肩胛骨与胸壁上的第2~7根肋骨相连接，是17块肌肉的附着处。肩胛骨上面有2个突起：喙突及肩峰突，是联合肌腱（包括肱二头肌短头及喙肱肌）的起始点，也是胸小肌的附着点，也是喙肱韧带及肩胛横韧带的附着处所在。肩峰由肩胛棘向外侧延伸出的一块宽而扁的突出，覆盖在肱骨头的上面，也是三角肌的其中之一个起始点。

肱骨头

肱骨头相对于末端肱骨的外髁轴呈30°的向后转。其关节面周围的肱骨干结节，分别是肩袖4条肌腱的附着处。冈上肌、冈下肌及小圆肌在大结节上，而肩胛下肌则附着在小结节。大、小结节之间是肱二头肌沟，有肱二头肌长头经过，沟上面有横韧带，限制肌腱滑出沟外。

肩胛盂

与肱骨头形成肩关节。由于其大小与肱骨头不成比例，以致只有相当小的接触面。

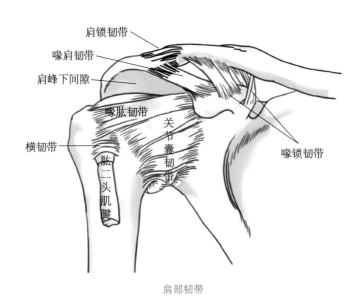

肩部韧带

韧 带

肩胛盂肱骨韧带

实际上是关节囊增厚所形成，主要当作控制肩部不正常活动时的制约韧带，以限制手臂活动时，肱骨头在肩胛盂上过度的旋转及移动。而且在不同位置及使力大小时，这此韧带之间，进行着不同程度的交互作用。肩胛盂关节韧带共分下、中、上三部分。

下肩胛盂肱骨韧带

一般认为，这是肩关节最重要的稳定韧带。可分为前及后两股，以及一个腋下袋形成一个像吊床般的构造，使肩膀在外展及外旋时支撑着肱骨头，借着交互束紧，而使肩膀在外展时，防止其向下、向前及向后的不稳定。

中肩胛盂肱骨韧带

大约80%人有此构造，可能是一个带状构造，或只是一个加厚的组织，靠近下肩胛盂肱骨韧带前股的略上及内侧。其功能主要是当肩膀在作外展45°及外旋时，阻止向前的不稳定。

上肩胛盂关节韧带

大约90%人有此构造，其作用主要是与喙肱韧带在肩外展时避免不稳定。上肩胛盂关节韧带从上肩胛盂结节进入旋转轴间与喙突肱骨韧带混在一起，然后一并附着在小结节。从生物力学的角度来看，上肩胛盂关节韧带才是主要稳定构造，作用主要在避免肩外展时向下移位。而上肩胛盂关节韧带及喙肱韧带的次要作用在于结合后关节囊一并作用，使肩部在上举内收及内转时，避免向后不稳定。

后关节囊

位于下肩胛盂肱骨韧带的后侧带上面，关节后面的一个构造，亦有阻止肱骨头向后不稳定的作用。

肩胛盂唇

这是一个沿着肩胛盂边缘的纤维软骨增厚构造。其主要经由两种机转以稳定肱骨头，其一是借着此构造加深肩胛盂而提供给肱骨头较宽的接触面，以避免肩部的不正常活动；其二是当作下肩胛盂肱骨韧带在肩胛盂缘的附着处。

肌 肉

肩袖

由冈上肌、冈下肌、小圆肌和肩胛下肌所组成的腱性组织，以扁宽的腱膜牢固地附着于关节囊的外侧肱骨外科颈，有悬吊肱骨头、稳定肱骨头，协助三角肌外展肩关节的功能。冈下肌及小圆肌均起于冈下窝止于肱骨大结节，两者收缩使肱骨外旋。肩胛下肌起于肩胛骨前面止于肱骨小结节，其收缩时肱骨内旋。冈上肌起于冈上窝止于肱骨大结节上部，使肩外展并将肱骨头拉向关节窝，并在外展的初期起作用。

三角肌

肩关节外最坚强有力的肌肉，起点广泛，远端以扁腱止于肱骨干的三角肌结节，其肌束分为前、中、后三部，上臂外展运动主要由三角肌中部纤维和冈上肌协同作用，其前部肌纤维同时可内旋及屈曲上臂。后部肌纤维可以外旋及伸展上臂，三角肌瘫痪时其功能部分可由冈上肌代偿，但此时肩关节只有20°~30°的外展功能；同时，由于上肢的重力作用，可发生肩关节半脱位。

胸大肌

起点分为锁骨部、胸肋部和腹部，肌腹呈扇形，逐渐移行成为扁腱，止于肱骨结节间沟外侧唇。其主要作用为内收、内旋、屈曲肩关节，瘫痪时对肩肱关节功能影响较小。

背阔肌

起自躯干背部，止于肱骨结节内侧的底部，有内收、内旋和后伸肩关节的功能。

肱二头肌长头腱

起于盂上结节及关节盂的后唇，向下越过肱骨头进入结节间沟，沟的前侧有横韧带防止长肌滑脱，此腱有悬吊肱骨头，防止肱骨头向外、向上移位的作用。

喙肱肌

起自肩胛骨喙突止于肱骨小结节下部，作用是使肩屈、水平屈曲（内收）。

肩关节镜，让肩关节病患者受益良多

肩关节镜的产生和发展

（1）什么是关节镜呢？

关节镜是一套手术设备的总称，它由镜头，摄像系统，光源系统等组成。由于其创伤小、诊断率高、恢复快等特点，所以得到广泛的应用。目前的关节镜技术可以应用在膝、肩、髋、踝、腕等关节诊疗中。

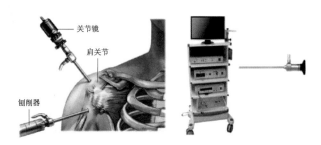

关节镜设备

（2）关节镜的产生和发展

关节镜的产生来源于内镜技术，早在1806年德国科学家最早发明了内窥镜，而关节镜最早的产生要归功于20世纪20年代的一位日本医生高木，他受到膀胱镜和腹腔镜技术的启发，研制出了关节镜的原型。而其后的日本学者渡边则继承了高木的研究，发展出了如今的膝关节镜和肩关节镜。随着内镜技术在我国逐渐普及，关节镜手术已成为骨科常规的诊疗手段。至今在全身各系统内镜中，关节镜功能最全面、应用最广泛，并由此形成独立的关节镜外科。

肩关节镜的应用

（1）哪些患者需要进行肩关节镜手术？

肩关节镜手术可以治疗关节内各种炎症。比如滑膜炎，创伤性的关节炎，关节内的游离体，肩关节的骨质增生，关节软骨的损伤，肩关节盂唇的损伤，关节粘连及关节活动受限，各种不明原因的关节疼痛。

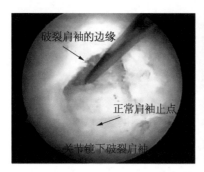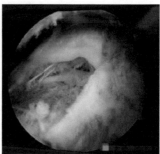

肩关节镜手术

（2）肩关节镜手术与常规手术有什么区别？

肩关节镜与常规手术相比，有下列优点：

1）切口小不感染、皮肤瘢痕极小。

2）手术创伤小，手术安全，可重复手术，不影响关节以后做其他手术。

3）肩关节镜手术首先可以明确诊断疾病，比如肩关节镜手术中可以发现关节内细小的疾病变化；在诊断的同时，可以直接进行关节内的治疗。

4）肩关节镜手术适用于关节内的各种病变，禁忌症少。

（3）我国哪些医院可以进行肩关节镜手术？

根据200年的统计，我国共有790个医院拥有关节镜系统设施，可以实施膝关节镜手术，这些医院主要集中在三甲医院；到了2012年，我国共有2640个

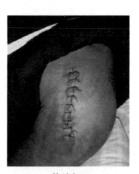

传统切口

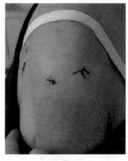

关节镜切口

医院拥有关节镜系统设施，可以实施膝关节镜手术，平均年增长率35%，覆盖几乎所有的三级医院和约30%的二甲医院。但是，肩关节镜技术的开展要晚于膝关节镜，目前在北京、上海等一些发达城市其肩关节镜技术水平已经能够和发达国家媲美。

（4）老年人能不能采用肩关节镜治疗？

首先，对于肩关节镜使用的年龄上没有明确的界限。而且，对于肩关节退变性的疾病来说，老年人的发病率更高，是更加需要治疗的人群。有统计显示，年龄大于60岁的人群中，60%存在肩关节的问题，而年龄大于80岁的人群中，90%存在不同程度的肩袖损伤。

（5）采用肩关节镜治疗的患者，治疗前需要做什么准备？

由于肩关节的手术不能使用骨科常用的止血带设备，所以，在决定手术后需要注意控制血压。而且，如果患者是糖尿病患者，则需要控制好血糖。肩关节镜手术还要求患者的皮肤不要有湿疹、伤痕，近期不要熏蒸或拔火罐等。

（6）做一次肩关节镜需要多少费用？

对于费用问题，直接和患者的疾病有关系。一般来说，关节囊松解手术的费用最少，而肩袖修补所需要的费用最大。

（7）肩关节骨折的患者能不能进行肩关节镜的手术？

对于肩关节骨折来说，要分不同的情况而言。在创伤的治疗中，越来越多的情况可以采用肩关节镜治疗。比如说，肩关节骨折脱位的患者、肱骨大结节骨折的患者、肩胛骨骨折的患者、肩锁关节脱位的患者等，都可以采用微创的方法进行治疗。

（8）哪些患者不能采用肩关节镜手术治疗？

对于肩关节镜手术没有太多的禁忌症，唯一的禁忌是有出凝血障碍的患者。由于没有办法进行良好的止血，所以就会明显影响关节镜下的视野，虽然在手术中也可以采用大量的生理盐水进行冲洗，但是由于术后会发生关节腔内的大量出血，所以在选择关节镜手术时要特别注意。

看懂这些图，肩关节活动全掌握

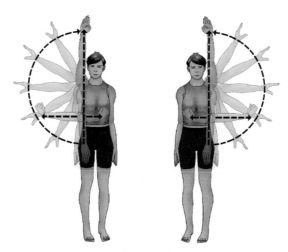

肩关节活动

我们在运动中、工作中、生活中常常"肩"负重任，与伙伴们并"肩"作战，抓住稍纵即逝的机遇，幸运之神才不会与我们擦"肩"而过。我们在生活中与伙伴们勾"肩"搭背，以示亲密；在工作中与同伴们携手并"肩"，成为团队。没有"肩"的人，如何挑起工作和生活的重担，担当大任？

互联网时代，我们获取信息的方式更便捷、更快速了，如何从海量的信息中获得我们需要的有效信息？当我们肩关节疼痛、活动不灵的时候，我们可以上网搜索，自我诊断，自行治疗。这靠谱吗？如果按照"网络医生"的方法，肩关节疼痛和僵硬没有好转，甚至加重了，怎么办？因此，必须求助于骨科医生，最好是肩关节专科医生，获得专业的诊断和治疗，以免贻误病情。

就诊过程中，为什么你觉得问题很严重，医生却说不要紧，不用吃药，康复锻炼就可以了？为什么你觉得就是肩周炎，只想配点药，医生却建议手术，而且是关节镜微创手术？为什么医生所说的和你所想的差距这么大？要回答这一连串的为什么，我们首先需要了解你的肩关节活动正常吗？

回答肩关节活动正常是否正常之前，我们需要了解肩关节最常见的位

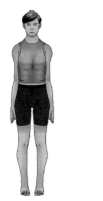
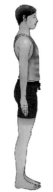

正面观　　　　　侧面观

置——中立位。中立位是肩关节所有活动：前屈、后伸、外展、内收、内旋、外旋及环转的基准，也被称为肩关节0度位。

其定义为上肢自然下垂于身体两侧，肘部伸直，肌肉放松，肩胛骨轴线与身体冠状面约成30°夹角，肩胛盂朝向前外方，肱骨处于与重力线平行，轻度内收或外展位（内收或外展均<10°）。听起来好像挺复杂，其实很简单，请看左图。

肩关节是人体活动范围最大，最灵活的关节，可以做三轴运动：冠状轴上的内收和外展，矢状轴上的前屈与后伸，垂直轴上的内外旋及环转。下面我们将分别介绍肩关节的前屈、后伸、外展、内收、内旋、外旋及环转。

前屈活动

定义：肩关节从中立位向前，在失状轴上抬高，称为前屈。

运动范围：120°~180°。

主要参与肌肉：由从肩关节冠状轴前方跨过的肌肉完成，包括喙肱肌、三角肌前部纤维、胸大肌锁骨部和肱二头肌短头。

日常动作：领袖最酷的动作，大家都知道；冠军经常做；伸懒腰也是！

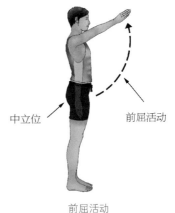

中立位　　　　　　前屈活动

前屈活动

067

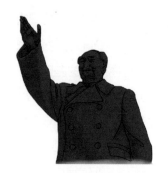 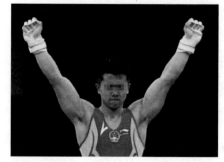

常见前屈动作

后伸活动

定义：与前屈活动相反，肩关节从中立位向后，在失状轴上抬高，称为后伸。

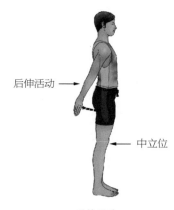

后伸活动

中立位

后伸活动

运动范围：40°~60°，后伸运动时由于肱骨头与喙突相接触以及关节囊前壁的限制，后伸运动范围小于前屈。

主要参与肌肉：后伸运动由从肩关节冠状轴后方跨过的肌肉完成，包括背阔肌、三角肌后部纤维和肱三头肌长头。

日常动作：肩关节的前屈和后伸，同时配合躯干和下肢的运动，身体才能协调，跑步才能轻松，我们才能享受奔跑的乐趣。接力赛的时候，后伸运动是交接棒的关键动作之一，往往影响比赛的结果；瑜伽、体操和杂技的长期练习，可以使肩关节的后伸活动大大超出正常范围。

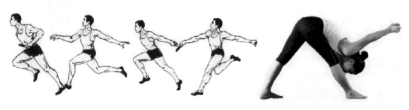

常见后伸动作

内收活动

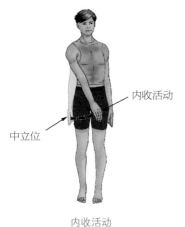

中立位

内收活动

内收活动

定义：肩关节在冠状轴上从中立位向躯干内侧运动称为内收。

运动范围：20°~40°，内收时由于肱骨头上移并受到躯干的阻碍，其运动范围较小。

主要参与肌肉：内收运动由肱骨头矢状轴下方跨过的肌肉完成，包括胸大肌、背阔肌和肩胛下肌。

日常动作：刷牙，洗脸不仅仅是手和肘关节的屈曲，还需要肩关节的内收和内旋才能顺利完成。

外展活动

定义：肩关节在冠状轴上从中立位向躯干外侧运动称为外展。

运动范围：150°~180°。

主要参与肌肉：外展运动由肱骨头矢状轴上方跨过的肌肉完成，包括三角肌（中部纤维）和冈上肌，当肩关节外旋位外展时，肱二头肌长头也参与外展动作。

日常动作：双肩外展保持水平是维持身体平衡的关键，吊环的水平外展是最精彩的动作之一。

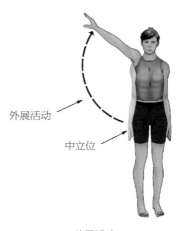

外展活动

中立位

外展活动

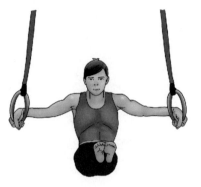

吊环时的外展动作

内旋活动

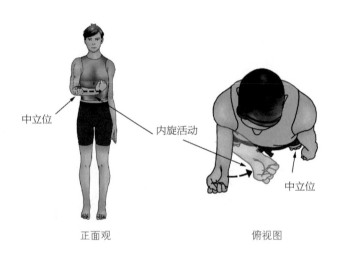

中立位

内旋活动

中立位

正面观　　　　　　　　　　俯视图

定义：肩关节在垂直轴上向躯干内侧旋转称为内旋。

运动范围：45°~70°。

主要参与肌肉：由垂直轴前方的肌肉：背阔肌、胸大肌、肩胛下肌和三角肌前部纤维沿垂直轴共同完成。

日常动作：刷牙，洗脸不仅仅是手和肘关节的活动，还需要肩关节的内收和内旋使手处于正确的位置才能顺利完成。

外旋活动

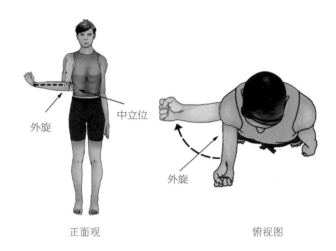

正面观　　　　　　　　　　俯视图

定义：肩关节在垂直轴上向躯干外侧旋转称为外旋。

运动范围：约45°~60°。

主要参与肌肉：由垂直轴后方的肌肉，冈下肌和小圆肌完成。

日常动作：单独的外旋动作可能并不多见，外旋常常复合在其他动作中，比如外展外旋。

环转活动

定义：肩关节在矢状面上环转。

运动范围：360°。

主要参与肌肉：三角肌、胸大肌、斜方肌、菱形肌、前锯肌、背阔肌、大圆肌和小圆肌。

日常动作：棒球、垒球投手的动作太快，常常

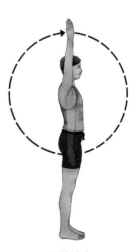

环转活动

看不清，仰泳的时候，我们可一目了然。

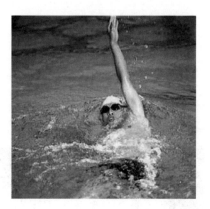

游泳时的环转活动

　　对照以上图例，我们就可以正确评估肩关节的活动度，可以更准确的回答医生的问题啦。肩关节具有高度的灵活性，同时具有充分的稳定性，使肩关节活动时保持肱骨头位于关节盂内，而不脱位。肩关节灵活性和稳定性的平衡不仅取决于复杂的解剖结构，也依赖于肩关节运动的高度协调性。比如肩关节外展运动可分为两个阶段，起始阶段1/3（约30°）由盂肱关节完成，后续2/3部分就需要肩胛骨旋转，通过肩胛胸壁关节、肩锁关节和胸锁关节共同完成了。肩关节前屈时，除盂肱关节前屈运动外还包括锁骨上抬及肩胛骨旋转所产生的肩关节前后运动。

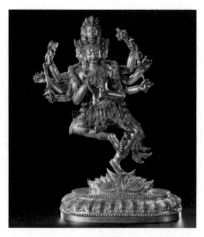

千手观音

手是人类区别于其他动物，成为万物之灵的标志。不论是八臂罗汉还是千手观音，都必须有健康的、活动自如的肩关节。当我们伸手、举手、拍手的时候，是通过肩关节将手置于正确的空间范围，我们才能顺利完成。当我们运动的时候，是通过肩关节将身体的力量传递给上肢，我们才能如此轻松。肩关节是连接躯干和上肢的枢纽，保持肩关节正常的活动度是发挥肩关节功能的基础。只有当我们拥有正常的双肩时，我们才能肩负重任。

肩关节常用功能评分表，
看看你能得几分

肩关节功能的好坏与每个人生活质量的高低息息相关，因此我们在日常生活中不仅要学会爱惜、呵护肩关节，更要懂得如何评估自身肩关节的功能。

本着简单、易行的原则，本篇重点讲解几种常用的肩关节功能评分表，在日常生活中，你不妨试着用这些功能评分表对自己的肩关节功能进行自我评测，看看你究竟能得几分。

简便、易懂的肩关节常用功能评分表

（1）疼痛的评估——VAS评分

视觉模拟评分（VAS），主要用于肩关节疼痛的评估，在国内临床上使用较为广泛，其自评方法也较为简单，易于掌握。主要由受试者结合自身肩关节疼痛的情况进行评分，该评分总分为10分，0分表示无疼痛，10分表示剧烈难忍的疼痛。受试者得分越高，说明疼痛越严重。

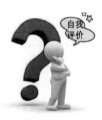

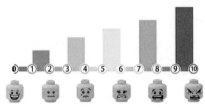

视觉模拟评分（VAS）

（2）美国肩肘关节外科肩关节评分（患者自评部分）——ASES

ASES评分是美国肩肘外科学会采用的评分标准，这个评分标准分为两个部分：患者的自我评价部分和医生的体检部分。自我评价部分主要由患者自己完成，总得分需要通过运用公式进行计算：（10–疼痛评分）×5+（5/3）×日常活动评分。总得分越高表示受试者的肩关节功能越好。

其中，疼痛评分采用VAS评估，日常活动评分主要是对受试者活动能力的难易程度进行评分，"不能"得0分、"非常困难"得1分，"有些困难"得2分，"不困难"得3分。

日常活动评分表

请在下表中圈出您的活动能力：0=不能；1=非常困难；2=有些困难；3=不困难		
活　动	右　臂	左　臂
1. 穿衣服	0 1 2 3	0 1 2 3
2. 侧卧位睡觉时疼痛侧或有影响侧	0 1 2 3	0 1 2 3
3. 清洗背部/系胸罩	0 1 2 3	0 1 2 3
4. 用厕纸	0 1 2 3	0 1 2 3
5. 梳头	0 1 2 3	0 1 2 3
6. 把手伸到高的架子上	0 1 2 3	0 1 2 3
7. 水平举起5公斤重物过肩	0 1 2 3	0 1 2 3
8. 用手投球	0 1 2 3	0 1 2 3
做日常工作——请列出：	0 1 2 3	0 1 2 3
做日常运动——请列出：	0 1 2 3	0 1 2 3

（3）洛杉矶加利福尼亚大学评分——UCLA

该评分总分为35分，共分为五部分，其中疼痛10分，功能10分，主动前屈活动度5分，前屈力量测试5分，患者满意度5分。受试者主动前屈活动度的评估可以参照下图。

受试者总得分越高表示受试者的肩关节功能越好。此外，根据受试者总得分情况的不同，可以分为四个等级：优（34~35分）、良（28~33分）、可（21~27分）、差（0~20分）。

洛杉矶加利福尼亚大学评分（UCLA）表

医师姓名：		患者姓名：	
○	**第一章　疼痛**	○	**第二章　功能**
○	总是存在并且难以忍受；频繁服用强效止痛药		不能使用上肢
○	总是存在但可以忍受；偶尔服用强效止痛药		只有轻微活动的可能
○	在休息时无或轻微的，轻微活动时总是存在；频繁使用水杨酸药物		能够做轻的家务或大多数日常生活活动
○	只有在较重的或特定活动时总是存在；偶尔不用水杨酸药物		大多数家务，购物，和尽可能驾驶；能够整理头发和衣服，脱衣服包括扣胸罩
○	偶尔和轻微	○	轻微的限制；能够从事超过肩关节的工作
○	无	○	正常活动
	第三章　向前方活动的角度		**第四章　前屈力量** （用手对抗肌肉测试）
○	150°	○	5级（正常）
○	120°~150°	○	4级（好）
○	90°~120°	○	3级（中）
○	45°~90°	○	2级（差）
○	30°~45°	○	1级（肌肉收缩）
○	<30°	○	0级（无肌肉收缩）
	第五章　病人补充		
○	满意的和更好的		
○	不满意的和更坏的		

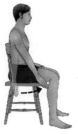 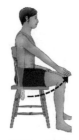 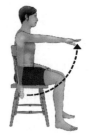

0~30°　　　　31°~60°　　　　61°~90°

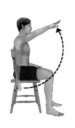 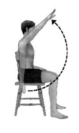 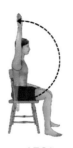

91°~100°　　　121°~150°　　　>150°

肩关节主动前屈活动度的评估

（4）简易肩关节评分——SST

该评分由12个问题组成，主要包括疼痛，疾病对休息、日常工作的影响。病人只需要选择"是"或"否"。"是"得1分，"否"得0分，总分为12分，分数越高，表示肩关节功能越好。

简易肩关节评分（SST）表

1. 在休息的时候，你的肩膀是否感到舒服？	是□	否□
2. 肩部不适是否影响你睡眠？	是□	否□
3. 你是否能用手在背后塞衬衫？	是□	否□
4. 你能否把手放在头后面？	是□	否□
5. 你是否能伸直肘关节，在肩关节高度的隔板上取物品？	是□	否□
6. 你能否提1斤的物品至肩部，而不屈肘关节？	是□	否□
7. 你能否举8斤的物品过头，而不屈肘关节？	是□	否□
8. 你的患肩能不能提20斤的物品？	是□	否□
9. 你能否用患肩扔球，并有10米远？	是□	否□
10. 你能否用患肩扔球，达到20米远？	是□	否□
11. 你能不能用患肩洗对侧背部？	是□	否□
12. 你的患肩能不能适应全天的工作？	是□	否□
姓　　名：		
性　　别：		
年　　龄：		
优势手：		
日　　期：		

（5）Constant-Murley评分

该评分系统被定为欧洲肩关节协会的评分系统，满分为100分，分别由疼痛（15分）、肌力（25分）、功能活动（20分）及肩关节活动度（40分）四个部分组成。其中，客观评价指标包括肩关节活动度和肌力（计65分），主观评价指标包括疼痛和功能活动（计35分）。分数越高表示肩关节功能越好。

该评分表中涉及到客观评价指标——肩关节活动度以及肌力，在评分时需要明确各动作的要领以便进行科学、准确的评估。

Constant-Murley肩关节功能评分（CSS）表

疼痛（最高15分）	
无疼痛感	15
轻微疼痛	10
中度疼痛	5
严重疼痛	0
日常生活活动（最高20分）	
活动水平	
能正常工作	4
完全正常娱乐和运动	4
正常睡觉	2
活动可达位置	
可触及腰部	2
可触及胸骨剑突	4
可触及颈部	6
可到达头	8
可超过头顶	10
肩关节活动度（最高40分）	

前屈评分	
0° ~ 30°	0
31° ~ 60°	2
61° ~ 90°	4
91° ~ 120°	6
121° ~ 150°	8
151° ~ 180°	10
外展评分	
0° ~ 30°	0
31° ~ 60°	2
61° ~ 90°	4
91° ~ 120°	6
121° ~ 150°	8
151° ~ 180°	10
外旋评分	
肘关节向前时能够将手置于脑后	2
肘关节向后时能够将手置于脑后	2
肘关节向前时能够将手举至头顶	2
肘关节向后时能够将手举至头顶	2
能够完全将手举至头顶	2
内旋评分	
手在背后可触及大腿外侧	0
手在背后可触及臀部	2
手在背后可触及腰骶关节	4
手在背后可触及腰部（于第三腰椎水平）	6
手在背后可触及第十二胸椎水平	8
手在背后可触及肩胛骨	10
肌力（最高25分）	
外展肩关节最大至90°时所能提起的磅数	
正常：能提起大于或等于25磅重的物体	25
最小：提起小于1磅重的物体	0

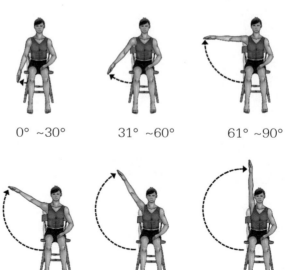

0°~30°　　　31°~60°　　　61°~90°

91°~100°　　　121°~150°　　　>150°

肩关节主动外展活动度的评估

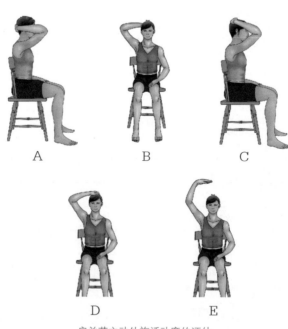

A　　　　　B　　　　　C

D　　　　　E

肩关节主动外旋活动度的评估

（A. 2分；B. 2分；C. 2分；D. 2分；E. 2分）

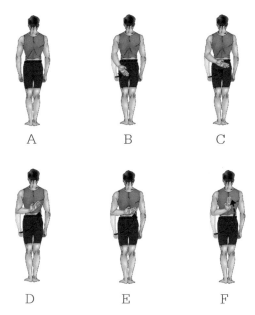

A　　　　　B　　　　　C

D　　　　　E　　　　　F

肩关节主动内旋活动度的评估

（A. 0分；B. 2分；C. 4分；D. 6分；E. 8分；F. 10分）

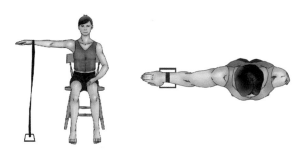

肩关节肌力评估

肩关节功能评分表，您不得不知的故事

在日常生活中，我们不仅要学会使用这些常见的肩关节功能评分表，更要懂得肩关节功能评分表的意义。

首先，需要明确应用群体，这些常用的肩关节功能评分量表，不仅适用于正常人，更适用于肩关节损伤术后康复的患者，甚至可作为患者肩关节功能恢复情况的指向标。

肩关节损伤术后的患者需要进行系统的肩关节康复训练，康复训练过程中病人可以借助这些常用的肩关节功能评分量表对自己的肩关节功能进行评测，以便更好的了解自身肩关节功能的恢复情况、合理安排后续的康复训练。

其次，针对不同类型的肩关节损伤，要选用合理的肩关节功能评分表。一般情况下，外伤导致肩关节损伤的患者宜选用Constant-Murley评分+ASES评分，退行性病变导致的肩关节损伤的患者宜选用Constant-Murley评分+ASES评分+UCLA评分。